AF388080

Christoph Mädler

Leitungsstrukturen für Pflegepersonal im OP

Beschreibung und Vergleich
dreier Leitungsstrukturmodelle
für Anästhesie- und OP-Pflegepersonal

Bachelor + Master
Publishing

Mädler, Christoph: Leitungsstrukturen für Pflegepersonal im OP: Beschreibung und Vergleich dreier Leitungsstrukturmodelle für Anästhesie- und OP-Pflegepersonal, Hamburg, Bachelor + Master Publishing 2013

Originaltitel der Abschlussarbeit: Leitungsstrukturen für Pflegepersonal im OP: Beschreibung und Vergleich dreier Leitungsstrukturmodelle für Anästhesie- und OP-Pflegepersonal

Buch-ISBN: 978-3-95684-062-3
PDF-eBook-ISBN: 978-3-95684-562-8
Druck/Herstellung: Bachelor + Master Publishing, Hamburg, 2013
Covermotiv: © Kobes - Fotolia.com
Zugl. Hochschule für Angewandte Wissenschaften Hamburg, Hamburg, Deutschland, Bachelorarbeit, August 2013

Bibliografische Information der Deutschen Nationalbibliothek:
Die Deutsche Nationalbibliothek verzeichnet diese Publikation in der Deutschen Nationalbibliografie; detaillierte bibliografische Daten sind im Internet über http://dnb.d-nb.de abrufbar.

Inhaltsverzeichnis

Abkürzungsverzeichnis

ANÄ   Anästhesie

DRG   Diagnosis Related Groups

OP   Operation, Operationssaal (Abteilung)

stellv.   stellvertretend

VK   Vollkostenstelle

Tabellenverzeichnis

Abbildungsverzeichnis

1 Einleitung

Der OP gilt als einer der kostenintensivsten und schwierigsten Führungsbereiche im Krankenhaus. Circa 35% der Personalausgaben eines Krankenhauses werden dem OP zugeschrieben.[1] Des weiteren ist bekannt, dass die Fallkosten zu 25-50% im OP entstehen, 60-70% der Kosten durch den Personaleinsatz zustande kommen, aber der OP nur zu 25% genutzt wird. Wichtig in diesem Zusammenhang ist außerdem der Umstand, dass im OP die Leistungen mit den höchsten Erlösen erwirtschaftet werden.[2] In Folge der veränderten Bedingungen in denen sich ein Krankenhaus heute bewegen muss, wie finanzielle Aspekte (Vergütung nach DRG), Status des Krankenhauses als wirtschaftliches Unternehmen, angepasster Prozessorganisation in Abkehr von traditionellen Organisationsstrukturen ist besonders im OP eine Überprüfung der Strukturen notwendig.[3]

Dies gilt insbesondere für Leitungsstrukturen für das Pflegepersonal im OP, da ein Großteil der im OP tätigen Mitarbeiter dieser Berufsgruppe angehört. In der Praxis findet man im Bereich des OP verschiedene Leitungsstrukturen für Anästhesie- und OP-Pflegepersonal. Dabei handelt es sich um separate Leitungen Anästhesie- und OP-Pflegepersonal, um eine Gesamtleitung für Anästhesie- und OP-Pflegepersonal sowie um den OP- Manager in Personalunion mit der Gesamtleitung für Anästhesie- und OP-Pflegepersonal. Die Beschreibung dieser Leitungsstrukturmodelle erfolgte bisher in der Literatur nicht oder nur ansatzweise. Ebenso wenig wurden die Leitungsstrukturmodelle miteinander verglichen.

Die daraus abgeleitete Fragestellung lautet: Welche Gemeinsamkeiten und Unterschiede lassen sich für die Leitungsstrukturmodelle separate Leitungen, Gesamtleitung und OP-Management in Personalunion mit Gesamtleitung für Anästhesie- und OP-Pflegepersonal feststellen?

---

[1] Dienst, S. (2013). "Was macht der eigentlich?". *Im OP* (3), S. 127-130.
[2] Liehn, M., Grüning, S., & Köhnsen, N. (2006). OP und Anästhesie Praxishandbuch für Funktionsdienste. Heidelberg: Springer Medizin Verlag., S. 22 Diemer, M. (2009). Ökonomisches Denken und medizinische Verantwortung. Voraussetzung für ein effizientes OP-Management. In J. Ansorg et al., & W. von Eiff (Hrsg.), *OP-Management* (S. 5-8). Berlin: MWV Medizinisch Wissenschaftliche Verlagsgesellschaft mbH &Co. KG., S. 6
[3] Tsekos, E. (2009). Implementierung von OP-Management in die Krankenhausorganisation. In J. Ansorg et al., & W. von Eiff (Hrsg.), *OP-Management* (S. 743-758). Berlin: Medizinisch Wissenschaftliche Verlagsgesellschaft mbH & Co. KG., S. 750

Um den Patientenversorgungsprozess im OP und die Brisanz der Thematik zu verdeutlichen, soll der Ablauf dieses Prozesses und die jeweils beteiligten Berufsgruppen grafisch dargestellt werden (siehe Abbildung 1). Die Grundproblematik besteht darin, dass ein vertikal ablaufender Prozess durch horizontal verankerte Mitarbeiter, die durch Abteilungs- und Hierarchiebarrieren formal abgegrenzt sind, in Teamarbeit vollzogen werden soll. Die formale Verbindung besteht lediglich über die Krankenhausleitung auf der Makroebene, die zur täglichen Arbeit nötige Kooperation erfolgt informal und ohne festgelegte Regelungen.[4]

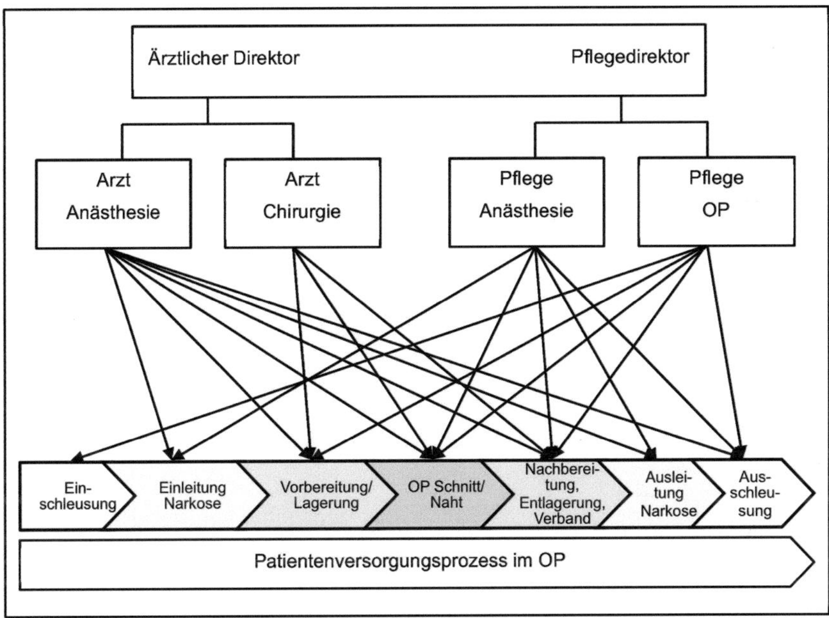

Abbildung 1 eigene Darstellung Patientenversorgungsprozess im OP und beteiligte Berufsgruppen

Die unterschiedlichen Berufsgruppen und Qualifikationen können zu erheblichen Interessenskonflikten im Arbeitsablauf führen. Das beeinflusst – meist negativ – den Ablauf des Patientenversorgungsprozesses im OP, der stark geprägt ist von Schnittstellen und Interdependenzen. Die Optimierung dieses Prozesses wird in

---

[4] Dahlgaard, K. & Stratmeyer, P. (2005). Kooperatives Prozessmanagement im Krankenhaus; Struktur- und Leitungsorganisation (Bd. 3). Neuwied: Luchterhand, Wolters Kluwer Deutschland GmbH, S. 20, f.

der Literatur hinreichend gefordert.[5] Eine entsprechende Leitungsstruktur kann dazu positiv beitragen.

Ziel der Arbeit soll die Beschreibung und der Vergleich der drei Leitungsstrukturmodelle sein. Diese soll Vor- und Nachteile sowie entscheidende Unterschiede der Modelle beleuchten, auch im Blick auf die Prozessorientierung. Dazu wird die comparative Methode zur Anwendung kommen.[6] Im Sinne des Tertium comparationis sollen die bei *Kieser* und *Walgenbach* ausführlich beschriebenen Dimensionen der formalen Organisationsstruktur und ihre Maße als Grundlage für die Beschreibung und den Vergleich der Leitungsstrukturmodelle dienen sowie die jeweiligen Organigramme.[7]

Der Verfasser kann bezogen auf das Modell der separaten OP- und Anästhesieleitung auf eine 20jährige Berufserfahrung als OP-Fachkrankenpfleger innerhalb dieser Leitungsstruktur zurückblicken. Diese Erfahrungen sollen in diese Arbeit einfließen. Im Rahmen einer unveröffentlichten Voruntersuchung des Verfassers, die sich mit der Thematik „Grenzen und Potenziale einer Gesamtleitung für Anästhesie- und OP-Personal" beschäftigte, wurden außerdem vier teilstrukturierte Interviews mit einer Gesamtleitung Anästhesie- und OP-Pflege, einer Pflegedienstleitung und zwei OP-Managern mit Gesamtleitungsfunktion geführt und ausgewertet. Anhand der Ergebnisse konnten Tendenzen abgeleitet werden, die ein OP-Management in Personalunion Gesamtleitung für Anästhesie- und OP-Pflegepersonal als derzeit sinnvollsten Ansatz gegenüber den anderen Modellen favorisiert. Die vorliegende Arbeit soll zur Vertiefung der bisherigen Erkenntnisse beitragen.

Um die Leitungsstrukturmodelle besser beschreiben und vergleichen zu können, wird eine idealtypische Organisation angenommen, d.h. es soll eine bestimmte Anzahl an Ausführungsstellen für die jeweilige Abteilung vorausgesetzt werden. Durch in der Praxis gewonnene Werte im Rahmen der genannten Voruntersuchung wurde ein durchschnittliches Verhältnis von 1,3 : 1 für OP-Pflege zu Anästhesiepflege Stellen festgestellt (siehe Tabelle 5, Anhang, S. 46). Daraus ergibt

---

[5] Tsekos, a.a.O., S. 746, ff.; Busse, T. (2010). *OP-Management Grundlagen.* Heidelberg: medhochzwei Verlag GmbH, S. 133, S. 158; Welk, I., & Bauer, M. (2011). *OP-Management-von der Theorie zur Praxis.* Berlin, Heidelberg: Springer-Verlag, S. 188
[6] Eine genaue Beschreibung der comparativen Methode findet sich bei Röhrs, H. (1995). *Die vergleichende und internationale Erziehungswissenschaften, Gesammelte Schriften* (Bd. 3). Weinheim: Deutscher Studienverlag.
[7] Kieser, A. & Walgenbach, P. (2010). *Organisation.* Stuttgart: Schäffer-Pöschel Verlag, S. 65

sich die Annahme für das Leitungsstrukturmodell von 26 Vollkostenstellen (VK) OP-Pflege und 20 VK Anästhesiepflege, wobei jeweils die stellvertretenden Leitungen bzw. Bereichsleitungen in diese Zahl eingeschlossen sind. Das Hauptaugenmerk wird auf der Betrachtung der Mesoebene und Mikroebene liegen. Um einige Dimensionen bzw. Subkategorien regelrecht darstellen zu können ist es ebenso notwendig, die Gesamtstruktur zu betrachten.

Zur Bearbeitung der Fragestellung erfolgt zuerst eine Klärung der verwendeten Begriffe. Das bezieht sich insbesondere auf Leitung, Führung und Management, da der Gebrauch dieser Begriffe nicht immer eindeutig erscheint und ihre Bedeutung für die Beschreibung der Leitungsstrukturmodelle relevant ist. Weiterhin wird nach einer Definition für den Terminus Leitungsstrukturmodell gesucht. Im weiteren Verlauf erfolgt die Bestimmung der Dimensionen der formalen Organisationsstruktur und deren Maße, wobei diese dann folgend zur Beschreibung und zum Vergleich der Leitungsstrukturmodelle angewandt werden. Am Ende der Arbeit soll geklärt werden, ob die Fragestellung beantwortet werden konnte und welche weiteren Maßnahmen ergriffen werden könnten.

Die in der Arbeit durchgehend gebrauchte männliche Form der Personen stellt keine Diskriminierung dar und wurde der besseren Lesbarkeit wegen verwendet.

2 Theoretische Grundlagen

Zunächst soll eine Begriffsbestimmung der Begriffe Leitung, Führung und Management vorgenommen werden, da diese oft austauschbar gebraucht werden.[8] Weiterhin soll als Arbeitsbegriff Leitungsstrukturmodell definiert werden. Danach erfolgt die Beschreibung der Kriterien anhand derer die Leitungsstrukturmodelle beschrieben und verglichen werden sollen.

2.1 Begriffsbestimmung

Die Begriffe Leitung, Führung und Management sind eng miteinander verbunden und werden in der Praxis oft im Zusammenhang oder gar synonym verwendet. Auch in der Literatur wird eine Abgrenzung nicht immer vorgenommen.[9] Trotzdem lassen sich Unterschiede feststellen, die kurz skizziert werden sollen. Das verdeutlicht außerdem den Zusammenhang zu dem in der Arbeit verwendeten Begriff Leitungsstrukturmodell.

Den vorhandenen Definitionen ist gemeinsam, dass dem Begriff Leitung eher ein Sachbezug zugeschrieben wird. So beschäftigt sich Leitung vordergründig mit Aufgaben und Arbeitsprozessen und umfasst hauptsächlich verwaltungsbezogene Aspekte.[10] Diese sind in Abgrenzung zur Führung, bei der es um persönliche Wirksamkeit der Führungsperson geht, in der Aufbauorganisation formalisierbar.[11] Wiederzufinden ist das in der Leitungskonfiguration (äußeres Bild des Stellen- und Kompetenzgefüges) und der Leitungsorganisation (organisatorische Gestaltung und Einordnung aller Leitungsstellen). Daraus lässt sich die hierarchische Struktur der Leitungsbeziehungen ableiten, die häufig mittels eines Organigramms (Organisationsschaubild) grafisch dargestellt wird.[12]

Der Begriff Führung wird in der Mehrzahl der Definitionen mit dem Gesichtspunkt Mensch, also der personalen Komponente in Verbindung gebracht. Führung bedeutet demnach die zielgerichtete soziale Einflussnahme auf Mitarbeiter oder

---

[8] Hoefert, H.-W. (2007). Führung und Management im Krankenhaus. (H.-W. Hoefert, Hrsg.) Göttingen: Hogrefe Verlag GmbH & Co. KG, S. 31; Blum, E. (2000). Grundzüge anwendungsorientierter Organisationslehre. München: Oldenburger Wissenschaftsverlag GmbH, S. 146

[9] ebenda; Vahs, D. (2009). Organisation Ein Lehr- und Managementbuch. Stuttgart: Schäffer-Pöschel Verlag, S. 110

[10] Schulte-Zurhausen, M. (2010). Organisation. München: Verlag Franz Vahlen GmbH, S. 219

[11] Hoefert, a.a.O., S. 146

[12] Schulte-Zurhausen, a.a.O., S. 245, ff.

Gruppen, die überwiegend persönlich stattfindet.[13] Damit soll die Leistungsbereitschaft und die Motivation der Mitarbeiter gefördert werden, wobei es nicht darum geht, den Willen der Führungsperson bei anderen Personen durchzusetzen. Vielmehr soll das Verhalten der Mitarbeiter dahingehend beeinflusst werden, sich mit den Organisationszielen zu identifizieren oder einen positiven Beitrag zur Erreichung der Ziele zu leisten. Die Beziehung zwischen Vorgesetzten und Mitarbeiter verknüpft beide Aspekte: Personenbezogener Aspekt (Führungsaufgabe) und sachbezogener Aspekt (Leitungsaufgabe).[14] Die vorliegende Arbeit wird sich vordergründig mit den leitungsbezogenen Aspekten befassen.

Management kann im funktionales und im institutionales Management unterschieden wird. Ersteres meint die Steuerung von Prozessen und Funktionen, z.B. Planung, Organisation, Führung und Kontrolle. Letzteres hat die Personengruppe, welche die Managementaufgaben wahrnehmen, ihre Tätigkeiten und Rollen im Fokus.[15] Weiterhin kann Management als zielbezogene Koordination von informationellen, sachlichen und personellen Ressourcen verstanden werden.[16]

Für den Begriff Leitungsstrukturmodell ist in der Literatur keine einschlägige Definition zu finden. Zerlegt man den Begriff in seine Einzelteile, bezeichnet Struktur ein im Zeitverlauf relativ konstantes Beziehungs- und Anordnungsmuster eines Systems. Die Struktur bestimmt die Position der einzelnen Element, also der nicht zerlegbaren kleinsten zu betrachtenden Einheiten und legt deren Wirkungsmöglichkeiten fest. Um ein bestimmtes Systemverhalten (in künstlichen Systemen) zu erreichen, muss die Struktur durch bewusste Gestaltung und Beeinflussung geformt werden.[17] Dies findet seinen Ausdruck in der Gestaltung der formalen Organisationsstruktur und der Leitungsstruktur.[18] Die Leitungsstruktur hat zur Aufgabe Teilleistungen, die durch Arbeitsteilung (Spezialisierung) entstehen, zu koordinieren und effektiv zu einem Ganzen zu integrieren.[19]

---

[13] ebenda, S. 219, f.; Hoefert, a.a.O., S. 31; Weber, W., Mayrhofer, W., Nienhüser, W., & Kabst, R. (2005). Lexikon Personalwirtschaft. Stuttgart: Schäffer-Pöschel Verlag, S. 120
[14] Schulte-Zurhausen, a.a.O, S. 219; Staehle, W. (1999). *Management Eine verhaltenswissenschaftliche Perspektive.* München: Verlag Franz Vahlen GmbH, S. 328, f.
[15] Staehle, a.a.O, S. 71; Schulte-Zurhausen, a.a.O, S. 420; Vahs, a.a.O, S. 20, f.
[16] Hoefert, a.a.O, S. 31
[17] Schulte-Zurhausen, a.a.O, S. 34
[18] Vahs, a.a.O, S. 14
[19] Seelos, H.-J. (2010). *Management von Medizinbetrieben.* Wiesbaden: Gabler Verlag, S. 63

Leitungsstrukturmodell[20] lässt sich somit sinngemäß als Abbild eines relativ konstanten Beziehungs- und Anordnungsmusters eines Systems bezeichnen, welches sich mit der dispositiven Koordination von Arbeitsprozessen und -aufgaben beschäftigt.[21] Bei *Dahlgaard* und *Stratmeyer* findet der Begriff Leitungsstrukturmodell Anwendung, um den Aufbau von Leitungsmodellen, deren Wirkungsweise, Regeln der Zusammenarbeit sowie die beteiligten Leitungs- und Ausführungsstellen mit ihren vorrangigen Aufgaben darzustellen.[22] In diesem Sinne soll der Begriff Leitungsstrukturmodell auch in dieser Arbeit Anwendung finden. Für die Betrachtung der Leitungsstrukturmodelle sollen Kriterien benutzt werden, die für die Beschreibung von formalen Organisationsstrukturen Verwendung finden, da Leitungsstrukturmodelle als ein Teilbereich der formalen Organisationsstruktur angesehen werden können.[23]

2.2 Kriterien zur Beschreibung von Leitungsstrukturmodellen

Basierend auf dem Bürokratieansatz nach *Max Weber* hat die Organisationsforschung, vor allem die sogenannte *Aston-Gruppe*, fünf Hauptdimensionen der formalen Organisationsstruktur definiert.[24] *Kieser* und *Walgenbach* beschäftigen sich ausführlich mit der Vorgehensweise zur Beschreibung und den Dimensionen der formalen Organisationsstruktur. Angelehnt an die fünf Hauptdimensionen und deren Maßen erfolgen die Beschreibung und der Vergleich der Leitungsstrukturmodelle. Die Hauptdimensionen der formalen Organisationsstruktur sind Spezialisierung, Koordination, Konfiguration, Entscheidungsdelegation und Formalisierung. Die Dimensionen können in Subkategorien aufgeteilt werden. Beispielsweise kann Spezialisierung unterschieden werden nach Grundformen der Arbeitsteilung (Arten- oder Mengenteilung), nach Formen der Spezialisierung (vertikale oder horizontale Spezialisierung) sowie nach Art der Stellen oder Abteilung (siehe Tabelle 1, S. 12).

---

[20] Bei dem Begriff Modell handelt es sich um ein Abbild der Wirklichkeit, wobei die Funktions-, Struktur- oder Verhaltensähnlichkeit bzw. -analogie zu einem Original merkmalstragend ist. Damit ist ein Beschrieben des Originals möglich. Außerdem verwendet man Modelle zur Problemlösung, Erklärung und Entscheidungsfindung, wenn die Durchführung am Original zu aufwendig ist.; Gabler Verlag (Herausgeber). (kein Datum). Gabler Wirtschaftslexikon, Stichwort: Modell. Abgerufen am 15. 05. 2013 von http://wirtschaftslexikon.gabler.de/Archiv/495/modell-v10.html

[21] vgl. Seelos, a.a.O, S. 63

[22] Dahlgaard & Stratmeyer, a.a.O., S. 94, ff.

[23] vgl. Staehle, a.a.O, S. 452; Seelos, a.a.O, S. 66

[24] Staehle, a.a.O, S. 452, ff.

Nach der Beschreibung der Eigenschaften der Organisationsstruktur (Konzeptua-
lisierung), ist es nötig festzulegen, mit welchen Maßen die Eigenschaften erfasst
werden sollen (Operationalisierung).[25] Dazu werden einige Vorschläge, die für die
folgende Untersuchung relevant sind, aufgezeigt. Zum Beispiel kann die der Umfang der Spezialisierung unter Bestimmung der Anzahl an Stellenbezeichnungen
ermittelt werden. Weiterhin wird überprüft ob die Stelle funktional oder produktbe-
zogen bezüglich der in der Abteilung durchgeführten Aufgaben einzuschätzen ist.
Die Art der Spezialisierung ordnet die Gesamtstruktur entweder einer funktionalen,
einer divisionalen oder einer Konglomerat-Organisation zu.[26] Die Dimensionen,
Subkategorien und deren Beschreibung sowie Vorschläge für Maße werden in
Tabelle 1 folgend ausführlich dargestellt.

---

[25] Kieser & Walgenbach, a.a.O., S. 65
[26] ebenda, a.a.O., S. 170-172

Tabelle 1 eigene Darstellung Dimensionen und Maße der formalen Organisationsstruktur (nach Kieser/Walgenbach und Schulte-Zurhausen)

Dimension	Beschreibung	Maße
Spezialisierung[27]	Form der Arbeitsteilung, bei der verschiedene Teilaufgaben entstehen **Grundformen der Arbeitsteilung** • **Artenteilung** → funktionale Arbeitsteilung, Übertragung von Arbeitspensen unterschiedlicher Art auf spezialisierte Personen • **Mengenteilung** → segmentierte Arbeitsteilung, Übertragung gleichartiger Arbeitspensen auf einzelne Personen **Formen der Spezialisierung** • **Vertikale Spezialisierung** → qualitative Trennung zwischen Durchführung der Aufgabe und ihrer Planung und Kontrolle • **Horizontale Spezialisierung** → Umfang einer Aufgabe, die eine Person wahrnimmt **Stellenbildung**→ kleinste aufbauorganisatorische Einheit, die durch dauerhafte Zuordnung von Aufgaben auf Personen entsteht • **Instanzen/ Leitungsstellen** → Stellen mit Verantwortung, Fremdentscheidungs-, Weisungs- und Kontrollkompetenzen • **Ausführungsstellen** → Stellen ohne Leitungskompetenzen mit Ausführungsaufgaben **Abteilungsbildung** → Spezialisierung von größeren organisatorischen Einheiten (mehrere Stellen) • **Funktionale Organisationsstruktur** → Strukturierung nach Verrichtung oder Funktionen • **Divisionale Organisationsstruktur** → Strukturierung nach Kundengruppen, Regionen, Objekten	**Umfang der Spezialisierung** Anzahl der unterschiedlichen Stellenbezeichnung • funktional • produktbezogen bezogen auf die durchgeführten Aufgaben pro Abteilung **Art der Spezialisierung** Kennzeichnung der Suprastruktur (Spezialisierung der größten organisatorischen Einheiten → funktionale, divisionale Struktur, Konglomerat-Organisation) [28]

---

[27] Kieser & Walgenbach, a.a.O., S. 72-93; Schulte-Zurhausen, a.a.O., S. 153-157
[28] Kieser & Walgenbach, a.a.O., S. 170-172

Dimension	Beschreibung	Maße
Koordination[29]	Abstimmung von Einzelaktivitäten bedingt durch die Arbeitsteilung mit der Orientierung auf ein übergeordnetes Gesamtziel Dient zur Überbrückung von **Schnittstellen** (Berührungspunkte zwischen Tätigkeits- und Entscheidungsfeldern) und **Interdependenzen** (arbeitsbezogene Abhängigkeiten → Prozess-, Ressourcen-, Marktinterdependenzen) **Hierarchischer Aspekt** • **vertikale Koordination** (zwischen über- und untergeordneten organisatorischen Einheiten) • **horizontale Koordination** (zwischen gleichrangigen Organisationseinheiten) **Zeitlicher Aspekt** • **Vorauskoordination** (Entscheidungen im Voraus durch **Planung** und **Standardisierung**) • **Feedbackkoordination** (Ad-hoc Koordination als Reaktion auf Störungen) **Koordinationsinstrumente** • Koordination durch **persönliche Weisung** → vertikale Koordination durch Vorgesetzte • Koordination durch **Selbstabstimmung** → horizontale Koordination auf Gruppenebene mit dem Ergebnis einer Gruppenentscheidung • Koordination durch **Programme** → Vorauskoordination durch standardisierte Verfahrensrichtlinien • Koordination durch **Pläne** → Entscheidungen die in die Zukunft hineinwirken, standardisierte Vorgaben für eine bestimmte Periode (Vorauskoordination) • Koordination durch **organisationsinterne Märkte** → Koordinationssystem, das Angebot und Nachfrage innerhalb realer oder fiktiver interner Märkte (Profit-Center) regelt • Koordination durch **Organisationskultur** → Werte, Normen und Einstellungen der Organisation, mit denen sich die Mitglieder dieser Organisation identifizieren, sorgt für Abstimmung der Aktivitäten ohne strukturelle Vorgaben	Häufigkeit der angewandten Koordinationsinstrumente **persönliche Weisung** • Gliederungstiefe des Stellengefüges • Leitungsintensität **Selbstabstimmung** • Nur ungenau möglich (Interviews, Befragung) **Programmierung** • Erfassung von Standardisierung bestimmter Aktivitäten mittels Fragebogen **Planung** • Siehe Programmierung • Vorgabe von Listen möglicher formaler Pläne und Überprüfung der Realisation **interne Märkte** • Erfassung von Lieferbeziehungen und Verrechnungspreisen mittels Fragebogen **Organisationskultur** • Mit qualitativen Methoden (narrative Interviews, Verhaltensbeobachtung)[30]

---

[29] ebenda, a.a.O., S. 93-127, Schulte-Zurhausen, a.a.O., S. 227-244
[30] Kieser & Walgenbach, a.a.O., S. 172-175

Dimension	Beschreibung	Maße
Konfiguration[31]	Äußere Form des Stellengefüges, aufgrund der besonderen Betrachtung der Instanzen auch als **Leitungssystem** bezeichnet (Darstellung mittels Organigramm) Grundformen der **Leitungssysteme** • **Einliniensysteme** → jede untergeordnete Stelle erhält von einer übergeordneten Stelle Anweisung • **Mehrliniensysteme** → "Funktionsmeistersystem", eine untergeordnete Stelle erhält von mehreren übergeordneten Stellen Anweisung • **Matrixsystem** → eine untergeordnete Stelle erhält von zwei übergeordneten Stellen (meist eine funktions- und eine objektorientiert) Anweisung • **Stabliniensystem** → Ergänzung der Liniensysteme durch Leitungshilfsstellen zur Entlastung, Unterstützung der Instanzen • **Gruppenorientierte Organisationsstrukturen** → Integration von Arbeitsgruppen in die Organisationsstruktur (System sich überlappenden Gruppen, Konzept der miteinander vermaschten Teams) • **Projekt-, Produktmanagement** → zeitlich begrenzte Weisungsrechte und Verantwortlichkeiten im Hinblick auf bestimmte Unterziele oder Teilaufgaben der Unternehmung **Hierarchische Struktur der Leitungsbeziehungen** • **Leitungsspanne** → Anzahl der einer Instanz direkt untergeordneten Stellen oder Personen • **Gliederungs-, Leitungstiefe** → Zahl der hierarchischen Leitungsebenen in einem Unternehmen • **Leitungsintensität, Stellenrelation** → Verhältnis zwischen bestimmten Arten von Stellen (Leitungs-, Ausführungsstellen) • **Flache und steile Konfigurationen** → relativ wenige hierarchische Ebenen im Verhältnis zur Größe der Organisation: **flache** oder **schlanke** Konfiguration; viele Ebenen: **breite** oder **steile** Konfiguration	Zuordnung der Organisationsstruktur zu **Ein-, Mehrliniensystemen, Produkt-, Projektmanagement** sowie **Matrix-Organisation** **Gliederungstiefe** • Anzahl der hierarchischen Ebenen • **Maximal** (am weitesten untergliederter Bereich) • **Durchschnittlich** (alle Bereiche) • **Bereichsspezifisch** (für jeden Bereich separat) **Leitungsspannen** • Der obersten Instanz • Durchschnittliche (unterschiedlicher Produktionsabschnitte) **Stellenrelation** • Relationen der Stellenkategorien Instanz, **U**nterstützende Stellen, **A**usführende Stellen, **G**esamtheit der Organisationsmitglieder Leitungs- und unterstützende Stellen[32]

---

[31] ebenda, a.a.O., S. 127-151; Schulte-Zurhausen, a.a.O., S. 245-260
[32] Kieser & Walgenbach, a.a.O., S. 175-179

Dimension	Beschreibung	Maße
Entscheidungs-delegation[33]	Dauerhafte Übertragung von Entscheidungsaufgaben, zugehöriger Kompetenzen und Verantwortung an hierarchisch nachgeordnete Stellen **Dezentralisation, Zentralisation von Entscheidungen**→ Verteilung oder Zusammenfassen der Entscheidungskompetenz • **Dezentralisation**→ Entscheidungsbefugnisse auf vielen Stellen • **Zentralisation**→ Entscheidungsbefugnisse bei der Unternehmensleitung **Partizipation** → das Recht an Prozessen der Willensbildung und Entscheidung übergeordneter Hierarchieebenen mitwirken zu können	Anhand der Entscheidungen, die auf unterer Ebene getroffen werden können • Wichtigkeit der Entscheidungen • Reichweite der Entscheidung • Abstimmung mit den Vorgesetzten **Indirekte** Messung (Leitungsspanne, Gehälter auf der unteren Ebene, zeitliche Handlungs- und Kontrollspanne) **Direkte** Messung (durch Befragung der Organisationsmitglieder Bezugnahme auf die hierarchische Ebenen[34]
Formalisierung[35]	Ausmaß an schriftlichen Regeln, Verfahren, Anweisungen und Kommunikation **Strukturformalisierung** → schriftlich fixierte organisatorische Regeln (Organigramme, Richtlinien, Stellenbeschreibungen) **Informationsflussformalisierung** → Ausmaß der auf den Einzelfall bezogenen Schriftstücke → Aktenmäßigkeit (z.B. Protokolle, Dienstanweisungen, Mittelungen) **Leistungsdokumentation** → Regelungen, die eine schriftliche Leistungserfassung und -beurteilung vorschreiben (z.B. Arbeits-, Lohnzettel, Beurteilungsbögen)	Erfassung der vorliegenden schriftlich fixierten Regeln **Strukturformalisierung** • Existenz typische Schriftstücke • Betrachtung der einzelnen Stelle (Stellenbeschreibung, Verfahrensrichtlinien, usw.) • Bedeutung schriftlicher Fixierung gegenüber mündlicher Mitteilung **Aktenmäßigkeit** • Erfassung von schriftlichen Kommunikationsvorgängen anhand von Schriftstücken (z.B. Protokolle) **Leistungsdokumentation** Schriftstücke (Arbeitsfortschrittskarten, Arbeitszeitkarten)[36]

---

[33] ebenda, S. 151-157; Schulte-Zurhausen, a.a.O., S. 216-219
[34] Kieser & Walgenbach, a.a.O., S. 179-181
[35] ebenda, a.a.O., S. 157-163
[36] ebenda, a.a.O., S. 181-183

3 Vorstellung und Beschreibung der Leitungsstrukturmodelle

In diesem Kapitel sollen die drei Leitungsstrukturmodelle beschrieben werden. Zur grafischen Veranschaulichung dienen die jeweiligen Organigramme und grafische Darstellungen der Weisungsbeziehungen.

3.1 Separate Abteilungsleitungen Anästhesie- und OP-Pflege

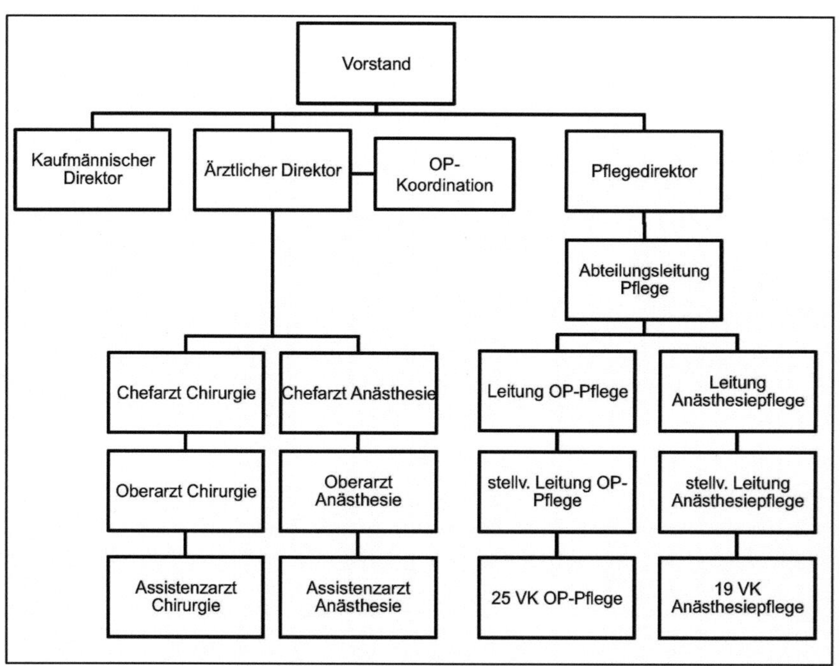

Abbildung 2 eigene Darstellung Organigramm separate Abteilungsleitung Anästhesie und OP-Pflege

Bei dem Modell der separaten Abteilungsleitungen Anästhesie- und OP-Pflege (im Folgenden separate Leitungen genannt) findet man auf der Makroebene die Krankenhausleitung bestehend aus Ärztlichem Direktor, dem Kaufmännischem Direktor sowie der Pflegedirektion. Die Krankenhausleitung ist dem Vorstand des Krankenhauses unterstellt. Auf der Mesoebene sind die Abteilungsleitung Pflege sowie unterhalb dieser die Anästhesie- und OP-Leitungen mit Stellvertretern und auf der

Mikroebene die Mitarbeiter der jeweiligen Abteilungen angesiedelt. Dem ärztlichen Direktor sind die ärztlichen operativen und die anästhesiologischen Fachabteilungen unter- sowie als Stabsstelle der OP-Koordinator zugeordnet.

Der von *Dahlgaard* und *Stratmeyer* beschriebene säulenförmige Organisationsaufbau des Krankenhauses findet sich im OP wieder. Neben den beteiligten Berufsgruppen (funktionale Arbeitsteilung) müssen verschiedenen Fachbereiche (produktbezogenen Arbeitsteilung) unterteilt werden. Dies entspricht einer Mischform zweier Leitungssysteme: Einer Funktional- und einer Divisionalorganisation. Jede Berufs- und Fachgruppe verfügt über ihre separaten Verantwortungsbereiche und Linienstrukturen, was für die Erbringung der Leistung nicht immer förderlich ist.[37] Dies wird auch als dezentrale Organisation bezeichnet.[38] Besonders gefährdet zeigt sich dieses Organisationskonzept für die Entstehung von „operativen Inseln", bedingt zum einen durch die vielen Fachbereiche und zum anderen durch Hierarchiebarrieren vor allem zwischen den Berufsgruppen. Das hat eine funktionale Abschottung, eine Informationsfilterung sowie Koordinations- und Steuerungsprobleme zur Folge.[39]

Die ärztlichen Mitarbeiter sind im OP den Pflegekräften der jeweiligen Abteilung fachlich weisungsbefugt. Die disziplinarische Weisungsbefugnis für die Pflegekräfte obliegt der jeweiligen leitenden Pflegekraft, für den ärztlichen Bereich den Chefärzten der jeweiligen Abteilung (siehe Abbildung 3, S. 18). Der OP-Koordinator als übergeordnete Instanz ist allen Mitarbeitern im OP im Sinne von ablaufkoordinierend organisatorisch weisungsbefugt.[40]

Dieser klassische Organisationsaufbau zieht einen hohen Koordinations- und Regelbedarf nach sich, da bereichsübergreifende Prozesse – der Prozess den ein Patient prä-, peri- und postoperativ durchläuft zählt dazu (siehe Abbildung 1, S. 5) – nicht durch die Aufbauorganisation abgebildet werden.[41]

---

[37] vgl. Dahlgaard & Stratmeyer, a.a.O., S. 19, ff.
[38] Liehn, M., Grüning, S., & Köhnsen, N. (2006). OP und Anästhesie Praxishandbuch für Funktionsdienste. Heidelberg: Springer Medizin Verlag, S. 26, f.
[39] vgl. Vahs, a.a.O., S. 220
[40] Welk & Bauer, a.a.O., S. 182
[41] Vahs, a.a.O., S. 218

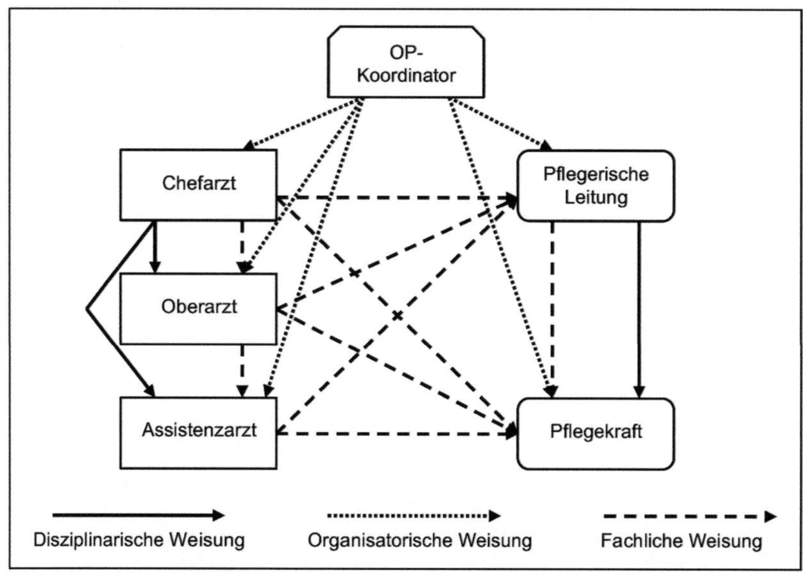

Abbildung 3 eigene Darstellung Weisungsgefüge im OP Modell separate Leitungen

Die Entscheidungsverteilung lässt sich folgendermaßen darstellen: Auf der Makroebene entscheidet die Krankenhausführung (Vorstand) bei Fragestellungen, die das gesamte Krankenhaus betreffen und ist als die letzte Entscheidungsinstanz anzusehen. Ebenso auf diese Ebene angesiedelt ist die externe OP-Führungsebene (Ärztlicher Direktor, Pflegedirektor). Sie entscheidet bei prinzipiellen Fragestellungen und weist die OP-Führungsebene an. Auf der Mesoebene ist die OP-Führungsebene (Ärztlicher OP-Leiter, Chefarzt Anästhesie, Abteilungsleitung Pflege) für die Entscheidungen bei akuten Problemen und für die Weisung an die OP-Steuerungsebene verantwortlich. Auf der OP-Steuerungsebene (leitender Anästhesie-Oberarzt und OP-Koordinator, Abteilungsleitungen im OP) wird die OP-Planung bzw. Änderungen des OP-Programms vorgenommen und der tägliche OP-Ablauf weisungsbefugt koordiniert. Die Mikro- oder Basisebene (ärztliche Mitarbeiter der Chirurgie und Anästhesie, Pflegemitarbeiter sowie sonstige Mitarbeiter wie z.B. Röntgenassistenten, Pflegehelfer, Reinigungspersonal) setzen die Entscheidungen der OP-Steuerungsebene um.[42]

---

[42] Busse, a.a.O., S. 133

Die Aufgaben der OP- und Anästhesieleitung können in Leitungs- und Führungsaufgaben[43] unterteilt werden. Leitungsaufgaben sind beispielsweise Qualitätssi-
cherung sowie die Mitverantwortung für Budget und Sachmittelbeschaffung. Als
Führungsaufgaben sollen das Personalmanagement und die Personaleinsatzplanung genannt werden. Eine detaillierte Ausführung der Aufgaben findet sich in
Tabelle 6 (siehe Anhang, S. 46).

Ein Unterschied ist in den fachlichen Aufgaben der Ausführungsstellen der jeweiligen Abteilungen festzustellen. Die OP-Pflegekraft bereitet die zur OP benötigten
Materialien, Instrumente und Geräte vor, lagert den Patienten in Zusammenarbeit
mit dem Chirurgen, assistiert während der OP im sterilen und unsterilen Bereich
und entsorgt postoperativ fachgerecht Instrumente und Materialien. Sie entlagert
und kontrolliert den Patient, dokumentiert und sorgt für die Wiederherstellung der
Funktionsbereitschaft des OP-Saales.[44] Die Anästhesiepflegekraft betreut den Patienten in der Narkosevorbereitungsphase und bereitet die zur Anästhesie benötigten Materialien und Geräte vor. Sie assistiert bei der Narkoseeinleitung, betreut
den Patienten perioperativ und leitet die Narkose postoperativ mit aus. Die fachge-
rechte Entsorgung und Aufbereitung der Narkosematerialien und die Dokumentation gehören ebenso zu den fachlichen Aufgaben der anästhesiologischen Fach-
pflegekraft (siehe Tabelle 7, Anhang, S. 47).[45]

---

[43] Die Einteilung der Verfasser legt Fach- und Leitungsaufgaben fest. Nach der Definition in Kapitel 2.1
Begriffsbestimmung ist die im Text gewählte Bezeichnung dieser Definition eher entsprechend und bezieht
sich auf die Sachorientierung von Leitungsaufgaben und die Personalorientierung von Führungsaufgaben. vgl.
Schulte-Zurhausen, a.a.O., S. 219
[44] Liehn, Grüning, & Köhnsen, a.a.O., S. 8, f.; Debrand-Passard & Luce-Wunderle, a.a.O., S. 6, ff. (Hier findet
sich eine ausführliche Aufgabenbeschreibung für die OP-Pflege.)
[45] Liehn, Grüning, & Köhnsen, a.a.O., S. 9; Reusch, D. (2012). Pflegerische Kooperation im OP,
Zusammenarbeit zwischen den Funktionsdiensten im modernen OP, Workshop 2012, (unveröffentlicht),
Weinheim: IMBG-Institut für Managementberatung im Gesundheitswesen, S. 5; Knipfer, E., & Kochs, E.
(2006). Klinikleitfaden Anästhesiepflege. (G. Durchdenwald, Hrsg.) München, Jena: Urban & Fischer Verlag,
S. 2, ff. (Hier findet sich eine umfassende Aufgabenbeschreibung für die Anästhesiepflege.)

3.2 Gesamtleitung Anästhesie- und OP-Pflege

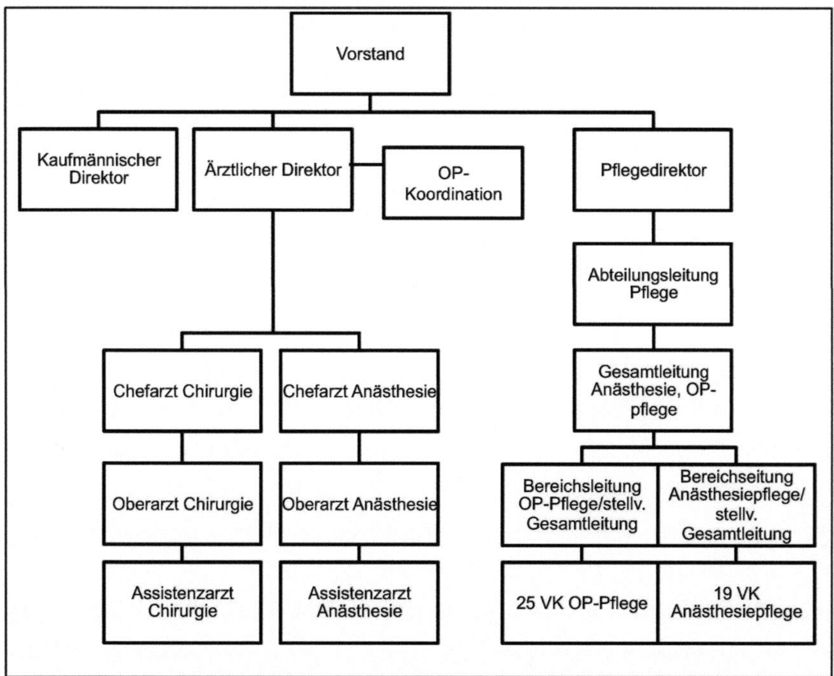

Abbildung 4 eigene Darstellung Organigramm Gesamtleitung Anästhesie- und OP-Pflege

Das Modell Gesamtleitung Anästhesie und OP-pflege (Gesamtleitung) gleicht in der Makrostruktur dem Modell Separate Abteilungsleitungen Anästhesie- und OP-Pflege. Auf der Mesoebene gibt aus auch bei diesem Modell eine Abteilungsleitung Pflege, der aber im Nachfolgenden die Gesamtleitung Anästhesie- und OP-Pflege unterstellt ist. Dieser sind nun wiederum eine Bereichsleitung OP-Pflege sowie eine Bereichsleitung Anästhesiepflege nachgeordnet, die gleichzeitig Stellvertreterfunktion für die Gesamtleitung haben. Den Bereichsleitungen sind die Mitarbeiter der jeweiligen Abteilung unterstellt.[46] Auch in diesem Modell ist ein OP-Koordinator in der Position einer Stabsstelle des ärztlichen Direktors vorhanden.

Die oben genannten Merkmale des Modells separate Leitungen können nahezu vollständig auf das Modell Gesamtleitung Anästhesie- und OP-Pflege übertragen werden (siehe Kapitel 3.1 Separate Abteilungsleitungen Anästhesie- und OP-

---

[46] vgl. Reusch, a.a.O., S. 7

Pflege). Der Unterschied besteht auf der Mesoebene mit der Zusammenfassung der separaten Leitungen der Anästhesie- und OP-Pflege zur Gesamtleitung Anästhesie- und OP-Pflege. Damit ändert sich auf den übergeordneten Ebenen nichts, jedoch lassen sich auf der nachgeordneten Ebene in Bezug auf die Weisungsbefugnisse sowie die Aufgaben der Leitung und der Mitarbeiter einige neue Aspekte feststellen. Außerdem kann von einer Zentralisierung auf der Leitungsebene des Funktionspflegepersonals im OP gesprochen werden.

Die Gesamtleitung ist allen Mitarbeitern der Anästhesie- und OP-Pflege fachlich und disziplinarisch weisungsbefugt (siehe Abbildung 5). Davon ausgehend, dass eine Gesamtleitung immer nur ein Fachgebiet umfassend beherrscht, sollte eine feste Delegation von Fachaufgaben an die Bereichsleitungen erfolgen. Das entlastet die Gesamtleitung und gewährleistet die umfassende Beachtung der fachlichen Belange der jeweiligen Abteilung.[47] Die in Kapitel 3.1 (Separate Abteilungsleitungen Anästhesie- und OP-Pflege) beschriebenen Leitungs- und Führungsaufgaben müssen in vollem Umfang von einer Gesamtleitung ausgeführt werden, hier für die Mitarbeiter beider Abteilungen.

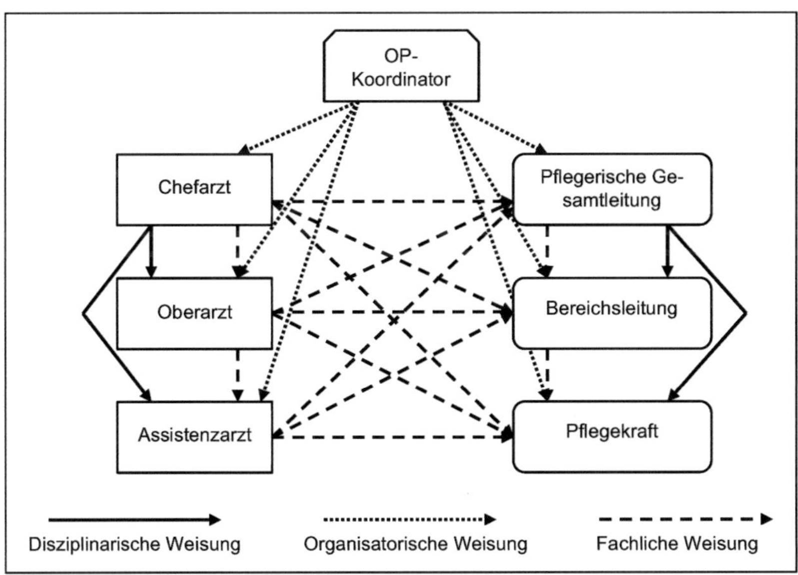

Abbildung 5 eigene Darstellung Weisungsgefüge im OP Modell Gesamtleitung

---

[47] ebenda, a.a.O., S. 8

Die Zusammenlegung der Anästhesie- und OP-Pflegeabteilungen kann aus mehreren Gründen erfolgen. Im Interesse des Unternehmens liegt eine Produktivitätssteigerung, flexible Personaleinsatzplanung, Veränderungen in der Arbeitszeitorganisation und Terminsicherheit für die Patienten und Operateure. Im Mitarbeiterinteresse steht die Erweiterung des Tätigkeitsfeldes (Job-Enlargement[48]), die einheitliche Betrachtung des OP-Betriebes sowie die gegenseitige Unterstützung und Hilfe, verbunden mit den dazugehörigen positiven Erfahrungen. Damit geht eine Prozessoptimierung in der OP-Ablauforganisation einher, die sich jedoch auf die pflegerischen Abteilungen im OP beschränkt.[49]

Die Aufgaben, welche von den Mitarbeitern beider Abteilungen übernommen werden können, sind in Tabelle 8 (siehe Anhang, S. 48) aufgelistet. Beispielhaft sollen die Ein- und Ausschleusung des Patienten, das Öffnen von Sieben und Anreichen von Sterilgütern sowie Lagerungstätigkeiten am Patienten genannt werden. Die Nutzung dieser Synergien führt zu einer Reduktion von Transfer- und Wartezeiten sowie der Informationsweitergabe.[50] Somit kann die Ausgestaltung der Synergienutzung als weitere Leitungsaufgabe gewertet werden. Es müssen in diesem Zusammenhang vor allem inhaltliche Aspekte betrachtet werden, wie das Erstellen eines Tätigkeitskataloges, Standardisierung von Arbeitsabläufen, Durchführung von Qualifizierungsmaßnahmen und Controlling der Umsetzung. Zu den Führungsaufgaben in diesem Zusammenhang zählen Teamentwicklungsmaßnahmen, Konfliktmanagement und Mitarbeitermotivation.[51]

---

[48] Schulte-Zurhausen, a.a.O., S. 160
[49] Reusch, a.a.O., S. 2; Liehn, Grüning, & Köhnsen, a.a.O., S. 4
[50] Dahlgaard & Stratmeyer, a.a.O., S. 87
[51] vgl. Liehn, Grüning, & Köhnsen, a.a.O., S. 5, ff.; Reusch, 2012, a.a.O. S. 10, ff.; Schulte-Zurhausen, a.a.O., S. 219

3.3 OP-Management in Personalunion mit Gesamtleitung Anäs-
thesie- und OP-Pflege

In der Literatur werden verschiedene Vorschläge zur Ansiedlung des OP-Managements in der Krankenhaushierarchie diskutiert.[52] Die überwiegende Mehrheit propagiert eine Zuordnung als Stabsstelle zum Vorstand des Krankenhauses oder als selbstständige Organisationseinheit, die dem Vorstand unterstellt ist. Letzteres entspricht dem vorgestellten Leitungsstrukturmodell (siehe Abbildung 6).

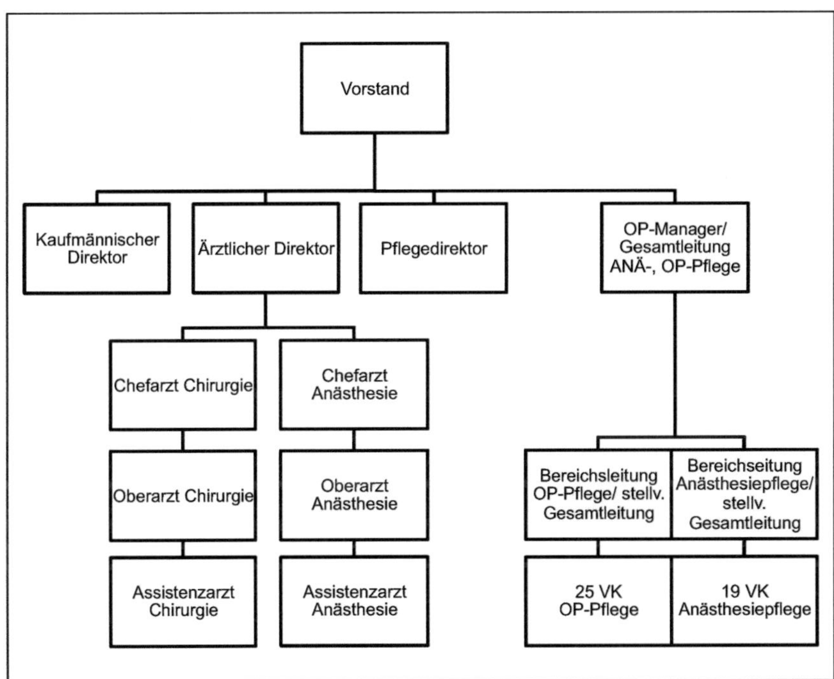

Abbildung 6 eigene Darstellung Organigramm OP-Management in Personalunion mit Gesamtleitung Anästhesie- und OP-Pflege

Die Makroebene dieses Leitungsstrukturmodells setzt sich aus dem Vorstand und der Krankenhausleitung zusammen, die analog zu den bisher beschriebenen Modellen aus Kaufmännischem, Ärztlichem und Pflegedirektor besteht. Der OP-Manager/Gesamtleitung Anästhesie- und OP-Pflege (im nachfolgenden OP-Manager genannt) ist direkt dem Vorstand unterstellt und auf der Makro- bzw. Me-

---

[52] vgl. Welk & Bauer, a.a.O., S. 181, ff.; Busse, a.a.O., S. 131, ff.; Tsekos, a.a.O., S. 757, f.; Liehn, Grüning, & Köhnsen, a.a.O., S. 28, ff.

soebene angesiedelt.[53] Nachgeordnet folgen die Bereichsleitungen OP- bzw. Anästhesiepflege, welche die Stellvertreterfunktion für den OP-Manager übernehmen. Diesen sind die Mitarbeiter der jeweiligen Abteilung unterstellt. Da Koordination als Aufgabe des OP-Managements definiert wird, ist in diesem Leitungsstrukturmodell die Position des OP-Koordinators nicht enthalten. Es ist aber durchaus denkbar, dass abhängig vor allem von der Größe des Krankenhauses und der OP-Abteilung, ein OP-Koordinator als separate Stelle vonnöten sein kann.[54] Der OP-Koordinator ist hauptsächlich für die Steuerung des operativen Tagesgeschäftes verantwortlich während der OP-Manager die Aufgaben wahrnimmt, welche zur Führung und Bereitstellung der notwendigen Ressourcen dienen, um Operationen qualitativ und quantitativ angemessen durchführen zu können.[55] Eine genauere Differenzierung von OP-Koordinator und OP-Manager findet sich zum Beispiel bei *Welk & Bauer* oder *Busse*.[56]

Diese Aufbauorganisation entspricht einer zentralen Organisation für den OP. Das hat eine Bündelung der Gesamtverantwortung für die Ablauforganisation beim OP-Manager zur Folge. Damit erreicht man eine effizientere Ausnutzung der Ressourcen und eine Konzentration der Interessen und der Handlungen, was wiederum zur Prozessoptimierung beiträgt.[57] Die Orientierung auf den Patientenversorgungsprozess im OP ist ein weiteres wesentliches Merkmal dieser Organisationsform. Damit geht je nach Zielsetzung die Übernahme der Funktion des Prozesseigners oder des Prozessmanagers durch den OP-Manager einher.[58] Um diese Funktion erfolgreich ausüben zu können, bedarf es der Zuweisung ausreichender Kompetenzen an den OP-Manager.[59]

Daraus kann folgendes Weisungsgefüge (siehe Abbildung 7, S. 25) abgeleitet werden: Der OP-Manager in der OP-koordinierenden Funktion ist allen Mitarbeitern im OP organisatorisch weisungsbefugt. In seiner Funktion als Gesamtleitung erstreckt sich seine fachliche und disziplinarische Weisungsbefugnis auf die ihm unterstellten Bereichsleitungen und Mitarbeiter. Die fachliche Weisungsbefugnis

---

[53] eine genauere Erklärung folgt im Verlauf des Kapitels
[54] vgl. Tsekos, a.a.O., S. 751, f.
[55] Busse, T. (2010). opmanagementfibel_2auflage_final. Abgerufen am 20. 06 2013 von https://www.fh-frankfurt.de/fileadmin/de/Forschung/Institute/ZGWR/opmanagementfibel_2auflage_final.pdf, S. 13
[56] Welk & Bauer, a.a.O., S. 183; Busse, OP-Management Grundlagen, a.a.O., S. 7
[57] Liehn, Grüning, & Köhnsen, a.a.O., S. 29; Tsekos, a.a.O., S. 750, f.
[58] Tsekos, a.a.O., S. 751; vgl. Vahs, 2009, a.a.O., S. 265, ff., bzw. S. 218, ff.(Hier ist eine ausführliche Beschreibung von Prozessmanagement zu finden.)
[59] siehe hierzu Tsekos, a.a.O., S. 757

der ärztlichen gegenüber den pflegerischen Mitarbeitern besteht wie in den anderen Leitungsstrukturmodellen.

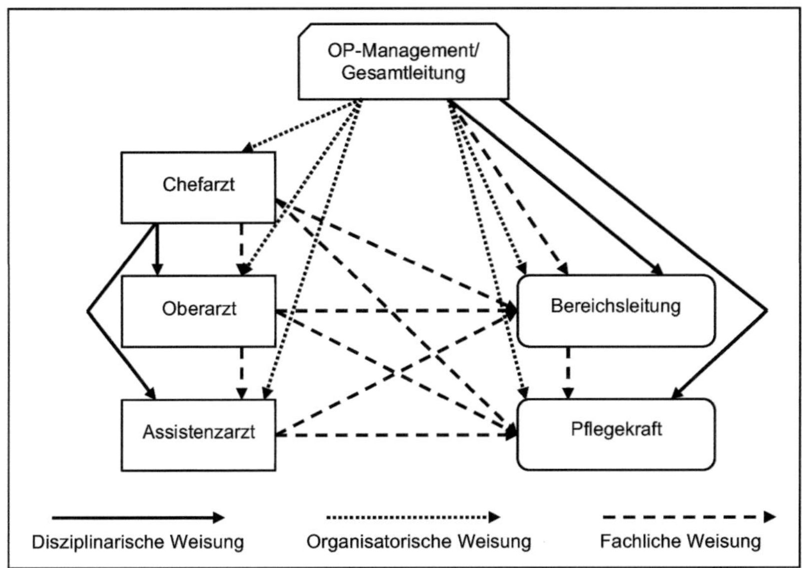

Abbildung 7 eigene Darstellung Weisungsgefüge im OP Modell OP-Management/Gesamtleitung

Bei der Entscheidungsverteilung befindet sich das OP-Management hierarchisch gesehen unterhalb des Vorstandes auf der Makroebene, zumindest was die Funktionen des Managements betrifft. Hier sind vor allem die strategische Planung und Organisation des OP beispielhaft zu nennen. Die Leitungs- und Führungsfunktionen sind eher auf der Mesoebene anzusiedeln, analog der Gesamtleitung Anästhesie- und OP-Pflege (siehe Kapitel 3.2 Gesamtleitung Anästhesie- und OP-Pflege).

Die Aufgaben im Sinne der Gesamtleitung sind identisch mit denen im eben genannten Kapitel beschriebenen. Folgende OP-Managementaufgaben müssen hier hinzugefügt werden: Hauptverantwortlich ist der OP-Manager zuständig für die OP-Planung, die Koordination des OP-Tages, die OP-Dokumentation (vor allem Auswertung von Statistiken) und Kostenmanagement.[60] Eine detaillierte Ausführung der Aufgaben und deren Beschreibung finden sich im Anhang in Tabelle 9 (S. 49). Die Aufgaben der Ausführungsstellen der OP-, und Anästhesiepflege sind in

---

[60] Busse, a.a.O., S. 139, f.; Welk & Bauer, a.a.O. S. 182, f.

den vorangegangenen zwei Kapiteln (3.1 Separate Abteilungsleitung Anästhesie- und OP-Pflege und 3.2 Gesamtleitung Anästhesie- und OP- Pflege) ausreichend beschrieben und finden auch in diesem Leitungsstrukturmodell Anwendung.

4 Vergleich und kritische Würdigung der Leitungsstrukturmodelle

In diesem Kapitel sollen die Leitungsstrukturmodelle gegenübergestellt und die Gemeinsamkeiten und Unterschiede herausgearbeitet werden. Um die Dimensionen beurteilen und die Ausprägungen der Merkmale erfassen zu können, wird eine quantitative Skala verwendet. Diese ist eingeteilt in: „Hoch" (das Merkmal ist sehr ausgeprägt), „mittel" (das Merkmal ist weniger ausgeprägt) und „niedrig" (das Merkmal ist wenig oder nicht ausgeprägt). Zur Ergänzung werden klassifikatorische Merkmale beschrieben.[61]

4.1 Spezialisierung

Die effiziente Aufgabengestaltung für das Unternehmen und den Mitarbeiter bedarf einer Abwägung der Vor- und Nachteile der Dimension Spezialisierung.[62] Zusammengefasst sind die Vorteile eine kurze Einarbeitungszeit, geringere benötigte Qualifikation, Erhöhung der Arbeitsproduktivität und -qualität sowie eindeutige Zuordnung von Verantwortlichkeiten. Die Inakzeptanz der engen Aufgabenstellung, hohe Fluktuation und damit einhergehende Kostensteigerung durch Einarbeitung von neuen Mitarbeitern, Erhöhung des Krankenstandes durch hohe psychische Belastungen, höhere Löhne für unattraktive Arbeit, sowie eine geringere Konzentration, begründet durch monotone Arbeit bei der Durchführung der Aufgabe, zählen zu den Nachteilen dieser Dimension. Hohe Spezialisierung fordert einen höheren Koordinationsaufwand, was wiederum höhere Kosten nach sich zieht.[63]

Aufgrund der in der Einleitung beschriebenen hohen Kosten im OP, wird zielführend für die Dimensionen eine Bewertung hinsichtlich der Kosten im Zusammenhang mit effektiven Personal- und Ressourceneinsatz vorgenommen. Das bedeutet, eine hohe Spezialisierung wäre negativ und eine niedrige Spezialisierung positiv zu werten. Natürlich dürfen in diesem Zusammenhang Aspekte wie Arbeitsqualität gerade in der Patientenversorgung nicht außer Acht gelassen werden. Eine Generalisierung im Sinne von „jeder macht alles" wird im OP in diesem Maße nicht erfolgen, so dass der Bereich der Kerntätigkeiten (siehe Tabelle 7, S. 47) für die

---

[61] ebenda, a.a.O., S. 168, ff.
[62] Holtbrügge, D. (2010). Personalmanagement. Berlin, Heidelberg: Springer-Verlag., S. 151
[63] Kieser & Walgenbach, a.a.O., S. 75, f.

Abteilungen OP und Anästhesie in jedem Fall erhalten bleibt und eine entsprechende Arbeitsqualität gewährleistet ist.

Tabelle 2 Maße und Ausprägung Spezialisierung

Maß \ Modell	separate Leitung		Gesamtleitung		OP-Management	
Umfang der Spezialisierung	hoch		mittel		niedrig	
Art der Spezialisierung	hoch		mittel		mittel	
Instanzen (gesamt)	5		4		3	
Ausführungs-stellen	OP	26	46	26	46	26
	ANÄ	20		20		20
Stellebezeichnungen (gesamt)	8		7		5	

Als erstes soll der Umfang der Spezialisierung betrachtet werden. Hierzu werden die Stellenbezeichnungen, die es für die einzelnen Modelle gibt, festgestellt.[64] Dies erscheint gerechtfertigt, da alle Leitungsstrukturmodelle inhaltlich und umfangmäßig die gleiche Gesamtaufgabenstellung aufweisen.[65] Abgeleitet aus dem Organigramm für das Modell der separaten Leitungen (siehe Abbildung 2, S. 15), welches anhand von Organigrammen der in der Voruntersuchung betrachteten Krankenhäuser entwickelt wurde, sind in der Abteilung OP folgende Stellenbezeichnungen zu finden: Pflegedirektor, Abteilungsleitung Pflege, Leitung OP-Pflege, stellvertretende Leitung OP-Pflege sowie OP-Pflegepersonal[66]. Adäquat kommen für die Anästhesieabteilung die Leitung Anästhesiepflege, stellvertretende Leitung Anästhesiepflege und Anästhesiepflegepersonal[67] hinzu. Im gesamten Modell separate Leitungen findet man demnach acht Stellenbezeichnungen. Die Spezialisierung der Ausführungsstellen und der Abteilungen ist im Vergleich mit den anderen Modellen als hoch einzuschätzen. Da zwei verschiedene Abteilungen existieren, in der die Mitarbeiter unterschiedliche Aufgaben ausführen, ist die Art der Spezialisierung als verrichtungsorientiert zu bezeichnen und vergleichsweise als hoch einzuschätzen (siehe Tabelle 7, Anhang, S. 47).[68]

---

[64] Kieser & Walgenbach, a.a.O, S. 170
[65] siehe Kapitel 1 Einleitung: Annahme einer idealtypischen Organisation
[66] Dies beinhaltet die Stellenbezeichnungen Fachkrankenpflegepersonal für den OP, Pflegepersonal im OP und Operationstechnische Assistenten. Da alle die gleichen Aufgaben ausführen, wurden diese im Begriff OP-Pflegepersonal zusammengefasst.
[67] Hier wurden die Stellenbezeichnungen Fachkrankenpflegepersonal für die Anästhesie, Pflegepersonal in der Anästhesie und Anästhesietechnische Assistenten zusammengefasst.
[68] Kieser & Walgenbach, a.a.O., S. 93

Bei dem Modell der Gesamtleitung gibt es anstatt separater Anästhesie- und OP-Leitungen eine Gesamtleitung für Anästhesie- und OP- Pflegepersonal. Außerdem verfügt jede Berufsgruppe über eine aus dem Fachbereich stammende Bereichsleitung mit Stellvertreterfunktion für die Gesamtleitung. Alle anderen Stellenbezeichnungen sind wie im Modell separate Leitungen auch bei diesem Modell zu finden. Insgesamt lassen sich in diesem Modell sieben verschiedene Stellenbezeichnungen identifizieren. Formal gesehen handelt es sich nicht mehr um zwei separate sondern um eine Abteilung. Der Umfang der Spezialisierung ist demzufolge niedriger als im Modell separate Leitungen. Die Aufgaben ändern sich insofern, dass von beiden Berufsgruppen Tätigkeiten übernommen werden, die außerhalb der Kerntätigkeiten liegen (vgl. Kapitel 3.2 Gesamtleitung Anästhesie- und OP-Pflege und Tabelle 6 und 7 im Anhang, S. 46, 47). Diese wurden im Modell separate Leitungen entweder von den Mitarbeitern der Anästhesie- oder OP- Abteilung ausgeführt. Die Art der Spezialisierung kann als höher objektoerientiert bezeichnet werden, da durch die formal weggefallenen Abteilungsgrenzen eine höherer Orientierung auf den Patienten – also auch auf den Prozess – erfolgt. Daraus lässt sich schließen, dass die verrichtungsorientierte Spezialisierung für dieses Modell in geringerem Maße ausgeprägt ist, als im Modell separate Leitungen, was wiederum einer geringeren funktionalen Spezialisierung gegenüber dem Modell separate Leitungen entspricht.

Für das Modell OP-Management lassen sich der OP-Manager in Personalunion mit der Gesamtleitung Anästhesie- und OP-Pflege, die Bereichsleitungen für die jeweiligen Fachbereiche sowie die Anästhesie- und OP- Pflege als Stellenbezeichnungen festhalten. Das entspricht einer Anzahl von fünf Stellenbeschreibungen. Hier findet sich dementsprechend die geringste Ausprägung des Umfangs der Spezialisierung auf alle drei Modelle bezogen. Die Aufgaben entsprechen denen im Modell der Gesamtleitung. Der OP-Manager erfüllt daneben die in Kapitel 3.3 (OP-Management in Personalunion mit Gesamtleitung Anästhesie- und OP-Pflege) beschriebenen Managementaufgaben, so dass auch für die Stelle des OP-Managers an sich der geringste Spezialisierungsgrad gegenüber den Leitungsstellen der separaten Leitungen, mit dem höchsten Spezialisierungsgrad, und der Gesamtleitung mit einem mittleren Spezialisierungsgrad festzustellen ist. Des weiteren ist festzuhalten, das aufgrund der Funktion eines OP-Managers als Prozesseigner oder Prozessmanager die Orientierung auf das Objekt am höchsten von allen drei Modellen ist und die Verrichtungsorientierung geringer ist als in den anderen Modellen.

Für die Gesamtstruktur der Modelle ist festzuhalten, dass es sich um eine Mischform zweier Leitungssysteme handelt, der Funktional- und Divisionalorganisation. Die funktionale Struktur ist im Modell separate Leitung am höchsten ausgeprägt (hohe Verrichtungsorientierung), während durch die Übernahme gemeinsamer Tätigkeiten in den Modellen Gesamtleitung und OP-Management (höhere Spezialisierung auf Objekte) die funktionale Struktur weniger stark ausgeprägt ist.

Es lässt sich zusammenfassen, dass das Leitungsstrukturmodell separate Leitung Anästhesie- und OP-Pflege aufgrund der größten Anzahl der Stellenbeschreibungen und der höchsten funktionalen Strukturausprägung das System darstellt, bei dem die Merkmalen der Dimension Spezialisierung ausgeprägter sind als bei den anderen beiden Modellen. Das Modell Gesamtleitung liegt in der Mitte und das OP-Management ist als das am niedrigsten spezialisierte der drei Modelle zu bezeichnen. Die Nachteile und Folgen einer hohen Spezialisierung sind eingangs genannt worden. Als Maßnahmen, die dem entgegenwirken, werden unter anderem planmäßiger Arbeitswechsel (Job-Rotation), Arbeitserweiterung (Job-Enlargement) und Arbeitsbereicherung (Job-Enrichment) beschrieben.[69] Wie in Kapitel 3.2 (Gesamtleitung Anästhesie- und OP-Pflege) bereits vermerkt, kann dies in den Modellen Gesamtleitung und OP-Management wiedergefunden werden. Für die Ausführungsstellen entspräche das einem Job-Enlargement, wobei bei Interesse der Mitarbeiter auch eine Job-Rotation vorstellbar wäre. Die Leitungsstellen hingegen können, aufgrund der breiteren Vielfalt an Aufgaben, von einem Job-Enrichment profitieren, was im besonderen Maße für das Modell OP-Management zutrifft. Insofern gehen diese Modelle nicht nur mit einer Flexibilisierung und Produktivitätssteigerung einher. Es ist auch vorstellbar, dass positive Auswirkungen, wie Steigerung der Arbeitszufriedenheit, weniger Fluktuation und Absentismus sowie eine Erhöhung der Arbeitsqualität in Bereichen, die diese Modelle anwenden, zu finden ist.

---

[69] vgl. Schulte-Zurhausen, a.a.O., S. 159, f.

4.2 Koordination

Koordination wird notwendig, wenn zwischen verschiedenen Tätigkeits- und Entscheidungsbereichen Schnittstellen und Interdependenzen vorhanden sind. Je höher dabei der Spezialisierungsgrad ist und je komplexer die Interdependenzen zwischen den Organisationseinheiten sind, um so höher wird der Koordinationsbedarf sein.[70] Es ist also analog zur Dimension Spezialisierung ein möglichst geringer Bedarf an Koordination anzustreben. Dies ist u.a. für die Prozessgestaltung wichtig, da durch Koordination auch Prozessinterdependenzen oder Schnittstellenproblematiken bearbeitet werden sollen.[71] Je geringer also der Bedarf an Koordination, um so weniger Interdependenzen und Schnittstellenprobleme sollten vorhanden sein.

Für die Betrachtung der Koordinationsinstrumente im Einzelnen ist folgendes festzuhalten: Die persönliche Weisung und die Selbstabstimmung gehören zu den personenorientierten Koordinationsinstrumenten und gehen mit einem hohen Maß an Kommunikation einher. Die persönliche Weisung nimmt die Instanzen mit ihren Entscheidungs- und Weisungsbefugnissen sehr in Anspruch, so dass es leicht zu einer Überlastung dieser und der Dienstwege kommen kann. Das hat eine mangelhafte Koordination zur Folge und es kann nur eine begrenzte Anzahl an Mitarbeitern überwacht werden. Folglich müssen viele Hierarchieebenen eingerichtet werden. Mögliche Konsequenzen der Entscheidung können unter Umständen aufgrund der Entfernung zum Ort der Störung nicht vollständig überblickt werden. Von Vorteil ist die leichte und flexible Gestaltung dieses Koordinationsinstrumentes, bedarf aber einer hohen Qualifikation der Leitungspersonen.[72] Es ist also davon auszugehen, dass ein hohe Bewertung der persönlichen Weisung eher negativ und ein niedriger Wert positiv einzuschätzen ist.

Die Koordination durch Selbstabstimmung erfolgt an den Stellen, die in ihren Aktivitäten aufeinander angewiesen sind. Dies trifft für Teams, die in einem OP-Saal arbeiten, zu. Allerdings muss beachtet werden, dass diese Form der Koordination offiziell vorgesehen und die Entscheidung der Gruppe für alle verbindlich sein muss. Im Falle der zu untersuchenden Leitungsstrukturmodelle ist nur von einer

---

[70] ebenda, a.a.O., S. 227
[71] Schulte-Zurhausen, a.a.O., S. 227, f.
[72] Kieser & Walgenbach, a.a.O., S. 102, f.

begrenzten Selbstabstimmung auszugehen, da in der Praxis Instanzen wie z.B. der OP-Koordinator oder die direkten Vorgesetzten der Abteilungen zur Klärung von Unstimmigkeiten und Störungen herangezogen werden. Vorteile der Koordination durch Selbstabstimmung sind die Entlastung hierarchischer Koordination durch persönliche Weisung und Reduzierung der vertikalen Kommunikation entlang der Dienstwege. Weiterhin kann eine Motivation der Mitarbeiter und eine höhere Flexibilität der Organisation erreicht werden. Nachteilig ist der hohe Zeitbedarf dieser Koordinationsform.[73] Somit ist der Wert „hoch" positiv und der Wert „niedrig" negativ einzuschätzen.

Als technokratische Koordinationsinstrumente bezeichnet man die Koordination durch Programme, durch Pläne und durch organisationsinterne Märkte.[74] Die Koordination durch Programme führt eine Reihe von Aktivitäten anhand festgelegter Verfahrensrichtlinien durch und dient als generelle Handlungsanweisung. Das führt zu einer Entlastung der Instanzen, vermindert den Informationsaustausch zwischen den Abteilungen und reduziert Unsicherheit. Kritisch wird dies bei Umgang mit Menschen gesehen, da die Individualität dieser durch Programme nicht in vollem Umfang berücksichtigt wird. Außerdem bedürfen Programme der ständigen Überprüfung, um veränderten Umweltbedingungen Rechnung zu tragen.[75] Eine hohe Bewertung der Koordination durch Programme ist dennoch positiv zu sehen, eine niedrige Bewertung negativ, da die Entlastung der Instanzen der ausschlaggebende Aspekt ist.

Planung als Koordinationsinstrument ist im Gegensatz zu Programmen, welche auf Dauer angelegt sind, periodisch einzusetzen.[76] Planung erfordert den Einsatz von Spezialisten, da der Aufwand für die Instanzen als zu hoch eingeschätzt wird.[77] In der Praxis lässt sich dies in Form von Budgetierung für die Abteilungen und im Sinne von strategischen Entscheidung für den OP (z.B. Anzahl und Art der durchzuführenden Operationen pro Jahr) durch die Krankenhausleitung bzw. den Vorstand finden. Für kleinere Zeiträume wie Tage oder Wochen existieren sogenannte OP-Pläne, die den jeweiligen Zeitraum vorauskoordinieren. Diese werden durch die leitenden Oberärzte der Abteilungen in Abstimmung mit dem OP-

---

[73] ebenda, a.a.O., S. 103, ff.
[74] ebenda, a.a.O., S. 101; Schulte-Zurhausen, a.a.O., S. 233
[75] Kieser & Walgenbach, a.a.O., S. 107, ff.; Schulte-Zurhausen, a.a.O., S. 237
[76] Schulte-Zurhausen, a.a.O, S. 239
[77] Kieser & Walgenbach, a.a.O., S. 112

Koordinator und den Abteilungsleitungen der Pflege erstellt. Da eine umfassende Planung den Einsatz von Koordination durch persönliche Weisung reduziert, ist eine hohe Bewertung positiv und eine niedrige Bewertung negativ zu deuten.[78]

Die Kategorie Interne Märkte ist nach Kenntnis des Verfassers in Krankenhäusern bisher relativ selten zu finden. Hinweise (im Sinne von Profit-Center) gibt es am ehesten für das Modell OP-Management.[79] Da in der Praxis kein OP bekannt ist, in dem interne Märkte als Koordinationsinstrument eingesetzt werden, soll diese Kategorie keinen Eingang in den Vergleich der Leitungsstrukturmodelle finden.

Ebenso wenig kann die Kategorie Koordination durch Organisationskultur betrachte werden. Um diese zu erheben sind narrative Interviews oder Verhaltensbeobachtungen als angemessen beschrieben.[80] Da für die vorliegende Arbeit diese Form der Datenerhebung nicht vorgesehen war, kann diese Kategorie nicht bewertet werden.

Tabelle 3 Maße und Ausprägung Koordination

Instrument \ Modell	separate Leitung	Gesamtleitung	OP-Management
persönliche Weisung	hoch	mittel	niedrig
Selbstabstimmung (zwischen ANÄ- und OP-Pflege)	niedrig	mittel	mittel
Programme	mittel	mittel	hoch
Pläne	niedrig	niedrig	hoch
interne Märkte	nicht beurteilbar		
Organisationskultur	nicht beurteilbar		

Davon ausgehend, dass ein Näherungswert für das Instrument persönliche Weisung anhand der Gliederungstiefe des Stellengefüges oder auch der Leitungsintensität gewonnen werden kann, lässt sich folgendes feststellen[81]: Die Modelle separate Leitungen und Gesamtleitung haben jeweils vier Hierarchieebenen unterhalb des Vorstandes.[82] Daraus ergibt sich ein Wert von fünf für die Gliederungs- oder Leitungstiefe. Der Wert für die Leitungsintensität beträgt dementsprechend 0,11 für das Modell separate Leitung und 0,09 für das Modell Gesamtleitung anhand der angenommenen Anzahl von 46 Ausführungsstellen (siehe Abbildung 8,

---

[78] ebenda, a.a.O., S. 114
[79] vgl. Tsekos, a.a.O., S. 745; Busse, a.a.O., S. 2
[80] Kieser & Walgenbach, a.a.O., S. 175
[81] Schulte-Zurhausen, a.a.O., S. 173
[82] Vahs, a.a.O., S. 104

S. 34). Das Modell OP-Management hingegen weist eine Leitungstiefe von zwei auf. Daraus ergibt sich eine Leitungsintensität von 0,06. So kann geschlussfolgert werden, dass für das Modell separate Leitungen die Kategorie persönliche Weisung am stärksten (größter Koordinationsbedarf), für das Modell Gesamtleitung weniger stark und für das Modell OP-Management am geringsten ausgeprägt ist (geringster Koordinationsbedarf).

separate Leitungen	Gesamtleitung	OP-Management
1 / 1 / 1 / 2 / 20/26	1 / 1 / 1 / 1 / 46	1 / 1 / 46
Leitungstiefe = 4	Leitungstiefe = 4	Leitungstiefe = 2
Anzahl Leitungsstellen = 5	Anzahl Leitungsstellen = 4	Anzahl Leitungsstellen = 3
Anzahl Ausführungsstellen = 46	Anzahl Ausführungsstellen = 46	Anzahl Ausführungsstellen = 46
Leitungsintensität = 0,11	Leitungsintensität = 0,09	Leitungsintensität = 0,06
steile Konfiguration	steile Konfiguration	flache Konfiguration

Abbildung 8 eigene Darstellung Leitungsbeziehungen der Leitungsstrukturmodelle (nach Schulte-Zurhausen)[83]

Für die Koordination durch Selbstabstimmung ist festzuhalten, bedingt durch das Vorhandensein eines OP-Koordinators und/oder OP-Managers sowie durch die fachliche Weisungsbefugnis des ärztlichen gegenüber dem pflegerischen Personal, dass die Selbstabstimmung der pflegerischen Ausführungsstellen wenig bis nicht vorhanden ist. Hinzu kommt der streng hierarchische Charakter des Einliniensystems. Dies kann prinzipiell für alle Modelle als geltend angenommen werden. Durch den Wegfall der Abteilungsgrenze zwischen Anästhesie- und OP-Pflege kann jedoch davon ausgegangen werden, dass es eine höhere begrenzte inoffizielle Selbstabstimmung in den Modellen Gesamtleitung und OP-Management geben wird, als im Modell separate Leitungen.

---

[83] Schulte-Zurhausen, a.a.O., S. 246

In der Praxis kommen in allen drei Modellen ein OP-Statut, Ablauf-Standards und Dienstanweisungen zum Einsatz. Die Modelle separate Leitungen und Gesamtleitung sind an der Gestaltung von Standards für ihre Abteilungen beteiligt. Für das Modell OP-Management lässt sich eine Tendenz zur höheren Ausprägung der Koordination durch Programme feststellen, da in der Literatur eine Standardisierung von Abläufen gefordert wird und sehr präzise Vorgaben dazu entwickelt wurden, für die in erster Linie der OP-Manager verantwortlich ist.[84] Deshalb scheint eine Bewertung mit „hoch" im Instrument Programmierung für das Modell OP-Management gerechtfertigt. Die beiden anderen Modelle erhalten den Wert „mittel".

Formen der Koordination durch Pläne wie Budgetierung, strategische Vorgaben und der OP-Plan sind in allen drei Modelle zu finden. Hier muss festgestellt werden, dass die Leitungsstellen der Modelle separate Leitungen und Gesamtleitung wenig Einfluss auf die Festlegung des Budgets und die strategischen Vorgaben haben. Lediglich bei der Planung des täglichen OP-Programms sollten sie beteiligt sein.[85] Betrachtet man die Aufgaben des OP-Managers (siehe Tabelle 9, Anhang, S. 49), so findet man einen höheren Einfluss auf strategische und Budgetentscheidungen als in den anderen Modellen. Außerdem ist der OP-Manager federführend an der Erstellung des OP-Planes beteiligt. Die Bewertung der Kategorie Koordination durch Pläne für die Modelle separate Leitungen und Gesamtleitung ist somit „niedrig" sowie für das Modell OP-Management „hoch".

Zusammenfassend für die Dimension Koordination kann man sagen, dass für das Modell separate Leitungen der größte Koordinationsbedarf besteht. Für das Modell Gesamtleitung kann ähnliches konstatiert werden. Jedoch ist eine etwas geringere Bewertung in der Kategorie persönliche Weisung und eine höhere Bewertung in der Kategorie Selbstabstimmung als im Modell separate Leitungen festzuhalten, was auf einen etwas geringeren Koordinationsbedarf schließen lässt. Den geringsten Koordinationsbedarf weist das Modell OP-Management auf, da die Kategorie persönliche Weisung am geringsten bewertet werden konnte, die Selbstabstimmung mit „mittel" und die Koordination durch Programme und Pläne mit

---

[84] Volk et al., T. (2009). Anforderungskataloge bzw. Pflichrenhefte, Standards, Richtlinien und Verfahrensweisen für den gesamten OP - SOPs. In J. Ansorg et al., & W. von Eiff (Hrsg.), *OP-Management* (S. 445-455). Berlin: MWV Medizinisch Wissenschaftliche Verlagsgesellschaft mbH & Co. KG., S. 450, ff.
[85] Debrand-Passard & Luce-Wunderle, a.a.O., S. 13

„hoch". Eingangs des Kapitels wurde festgelegt, dass ein geringer Koordinations-bedarf anzustreben sei. Dies ist im Modell OP-Management in Bezug auf die anderen Modelle erfüllt. Weitere Möglichkeiten zur Reduktion des Koordinationsbedarfs sollen hier nur genannt werden: Flexible Ressourcen, Reserveressourcen, Puffer, Standards und Bandbreiten, autonome Stellen und Abteilungen sowie verringerte Leistungsanforderungen.[86]

4.3 Konfiguration

Die Dimension Konfiguration wird durch verschiedene Werte im Stellengefüge abgebildet. Hierbei sollen besonders die Instanzen in die Betrachtung einbezogen werden. Daraus ergeben sich bestimmte Maße und Verhältnisse, die aus den Instanzen und den Ausführungsstellen abgeleitet werden können (siehe Tabelle 1, Konfiguration, S. 14).[87] In Tabelle 4 (S. 37) sind die betrachteten Merkmale mit den zugeordneten Werten abgebildet. Die Auswertung und Interpretation erfolgt im Anschluss daran. Zur Kategorie Stellenrelation ist anzumerken, dass die unterstützenden Stellen (U) und die damit im Zusammenhang stehende Kategorie Leitungs- und unterstützende Stellen (L) nicht in die Betrachtung eingeschlossen wurden, da diese in den Leitungsstrukturmodellen nicht existent sind. Vielmehr ist L gleichzusetzen mit Instanzen (I).

Wie in Kapitel 4.2 Koordination bereits herausgearbeitet (siehe Abbildung 8, S. 34) gibt es steile oder flache Organisationsstrukturen. Welche Folgen damit verbunden sind, wird im weiteren Verlauf dieses Kapitels näher erläutert.

Ordnet man die Leitungsstrukturmodelle einem Leitungssystem zu, sind alle Modelle als eine gemischte Form zu bezeichnen. Das Einliniensystem findet sich, wenn man das disziplinarische Unterstellungsverhältnis in den Modellen betrachtet. Da die leitende Pflegekraft nicht alleinig fachlich weisungsbefugt gegenüber dem Pflegepersonal ist, sondern auch der Arzt diese Befugnis besitzt, sind auch Merkmale des Mehrliniensystems festzustellen.[88] Grundcharakteristik des Einliniensystems ist die Einheit der Auftragserteilung, wodurch eine klare Zuordnung der Verantwortung und eine störungsfreie Koordination gewährleistet werden soll. Im Mehrliniensystem geht es um qualifizierte, im Fall der Leitungsstrukturmodelle

---

[86] vgl. Schulte-Zurhausen, a.a.O., S. 230, ff.; Kieser & Walgenbach, a.a.O., S. 99, f.
[87] vgl. Kieser & Walgenbach, a.a.O., S. 175, ff.
[88] ebenda, a.a.O., S. 133

fachliche Entscheidungen und Weisungen, die zu einer Entlastung der Leitungsstelleninhaber führen sollen bzw. eine Patientenversorgung im OP erst ermöglichen.[89]

Tabelle 4 Maße und Ausprägung Konfiguration

Maß \\ Modell		separate Leitung	Gesamtleitung	OP-Management
Leitungssystem		Einliniensysteme, Merkmale Mehrliniensystem		
Gliederungstiefe	Maximal	6	6	4
	Durchschnitt	5,33		
	Bereich	5	5	3
Leitungsspanne	oberste Instanz	3	3	4
	Leitungen im OP	OP = 26 ANÄ = 20	46	46
Stellenrelation	Instanzen	5	4	3
	Ausführende Stellen	46	46	46
	Gesamtheit der Organisationsmitglieder	51	50	49
	L : G (I : G)	0,1	0,08	0,061
	L : A (Leitungsintensität)	0,11	0,09	0,065
Konfiguration		steil	steil	flach

Die Gliederungstiefe beträgt für die Modelle separate Leitungen und Gesamtleitung jeweils sechs für das Gesamtsystem und fünf für den Bereich (die Abteilung). Für das Modell OP-Management wurden das Gesamtsystem betrachtend vier und den Bereich betreffend drei Leitungsebenen festgestellt.

Als nächster Wert wurde die Leitungsspanne für die oberste Instanz festgestellt. Sie beträgt für die Modelle separate Leitungen und Gesamtleitung drei, für das Modell OP-Management vier. Für die Leitungsstellen im OP ergab sich für die separate OP-Leitung ein Wert von 26, für die separate Anästhesieleitung 20, für die Gesamtleitung und den OP-Manager jeweils 46.

Folgendes kann aus diesen Werten abgeleitet werden: Aus der Anzahl der hierarchischen Ebenen (Gliederungstiefe) lässt sich feststellen, dass es sich bei den Modellen separate Leitungen und Gesamtleitung um steile Konfigurationen han-

---

[89] Schulte-Zurhausen, a.a.O., S. 254, f., Hier ist eine ausführliche Gegenüberstellung der Vor- und Nachteile des Ein- und Mehrliniensystems zu finden.

delt (siehe auch Abbildung 8, S. 34). Das geht einher mit langen vertikalen Informationswegen, die durch die Hierarchieebenen unterbrochen werden. Die Auswirkung ist eine Filterung der Informationen und führt zur Verfälschung dieser oder zur Behinderung der Informationsweitergabe. Außerdem ist zu vermerken, dass der Einsatz des Koordinationsinstrumentes persönliche Weisung zunimmt, je größer die Anzahl der Hierarchieebenen und je kleiner die Leitungsspanne ist.[90] Dieses Ergebnis deckt sich mit dem in Kapitel 4.2 Koordination festgestelltem Ergebnis die Leitungsintensität betreffend.

Das Modell OP-Management ist als flache Konfiguration zu bezeichnen, was zu einem schnellen, unverfälschten Informationsaustausch beitragen kann und die betrieblichen Entscheidungs- und Kommunikationsprozesse beschleunigt.[91] Zudem hat die prozessorientierte Organisationsgestaltung, wie sie für das OP-Management festgestellt werden konnte (in Ansätzen auch für das Modell Gesamtleitung) eine Reduzierung des Koordinationsaufwandes zur Folge. Damit wird die Koordination durch persönliche Weisung kompensiert, die aufgrund der hohen Leitungsspanne in der flachen Konfiguration nicht in so ausgeprägter Form zu finden sein kann wie in einer steilen Konfiguration. Die Nachteile eine flache Konfiguration bzw. hohe Leitungsspannen betreffend, sind weniger Karrierechancen für Führungskräftenachwuchs sowie eine mögliche Desorientierung und Überforderung der Mitarbeiter. Durch den Wegfall von Kontrollinstanzen besteht die Gefahr des innerbetrieblichen Betruges und der Unterschlagung.[92] Im Bezug auf den Patientenversorgungsprozess im OP und dessen möglichst reibungslosen Ablaufs ist eine flache Konfiguration zu präferieren, da diese mit einer prozessorientierten Organisationsgestaltung in Verbindung gebracht wird.[93]

Weitere Maße können erhalten werden, indem man die Werte der Stellenrelation ins Verhältnis setzt. Als erstes soll das Verhältnis von Leitungsstellen (L) zur Gesamtheit der Organisationsmitglieder (G) betrachtet werden. Dies lässt Rückschlüsse auf den gesamten Koordinationsaufwand zu. Für das Modell separate Leitungen ergibt sich ein Wert von 0,1 (hoher Koordinationsaufwand), für das Modell Gesamtleitung 0,08 (mittlerer Koordinationsaufwand) und für das Modell OP-

---

[90] Kieser & Walgenbach, a.a.O., S. 178
[91] Vahs, a.a.O., S. 105
[92] Schulte-Zurhausen, a.a.O., S. 250, f.
[93] ebenda, a.a.O., S. 251

Management 0,061 (niedriger Koordinationsaufwand). Diese Ergebnisse spiegeln die bisher gewonnenen Erkenntnisse wieder. Die zweite Messgröße, die in Betracht gezogen werden kann, ist das Verhältnis von Instanzen (I) und der Gesamtheit der Organisationsmitglieder (G). Daran lässt sich der Aufwand für die Koordination durch persönliche Weisung feststellen. Da keine unterstützenden Stellen (U) in den Modellen vorkommen, decken sich die Ergebnisse mit den vorhergegangenen (L : G), so dass, wie bereits festgestellt, im Modell separate Leitungen der höchsten Aufwand an persönlicher Koordination betrieben werden muss, im Modell OP-Management der niedrigste. Das Modell Gesamtleitung befindet sich dazwischen (vgl. Kapitel 4.2 Koordination).[94]

Zusammengefasst kann gesagt werden, dass im Modell separate Leitungen eine steile Konfiguration im Vergleich zu den anderen Modellen gefunden wurde, mit der meisten Anzahl an Instanzen und einer hohen Anzahl an Hierarchieebenen. Ähnliches lässt sich für das Modell Gesamtleitung konstatieren, wobei eine Instanz weniger vorhanden ist als im Modell separate Leitungen. Eine im Vergleich dazu flache Konfiguration weist hingegen das Modell OP-Management auf sowie die geringste Anzahl an Hierarchieebenen und Instanzen. Bezüglich der Zuordnung zu Leitungssystemen gleichen sich alle Modelle. Das Modell OP-Management erreicht demnach die günstigste Beurteilung in der Dimension Konfiguration, das Modell separate Leitungen die ungünstigste. Dazwischen findet sich das Modell Gesamtleitung.

4.4 Delegation

Diese Dimension lässt sich, wie in Tabelle 1 ersichtlich (S. 15), mittels indirekter und direkter Messung ermitteln. Ersteres geschieht anhand der Leitungsspanne, der Gehälter der unteren Ebene oder anhand der zeitlichen Kontrollspanne und Letzteres mittels Befragung von Unternehmensmitarbeitern. Dabei sollen Eigenschaften der Delegation erfasst werden. Im Einzelnen sind das die Anzahl der Entscheidungen die auf unteren Ebenen getroffen werden dürfen sowie die Wichtigkeit der Entscheidungen (z.B. anhand der Höhe der finanziellen Beträge über die verbindlich entschieden werden darf). Weiterhin relevant sind die Reichweite der Entscheidung (wie viele Stellen werden von der Entscheidung berührt) und die

---

[94] Kieser & Walgenbach, a.a.O., S. 178, f.

nötigen Abstimmungen mit dem Vorgesetzten (je weniger Abstimmung, je niedriger die hierarchische Position und je weniger andere Stellen zu konsultieren sind, um so höher ist die Delegation).[95]

Auf die Leitungsstrukturmodelle angewandt erscheint es schwierig, Werte ermitteln zu können. Obwohl in der Literatur kritisch gesehen, gibt das Modell lediglich die Ableitung des Umfanges der Delegation anhand der Leitungsspanne her.[96] Demnach müsste das Ausmaß der Delegation beim Modell OP-Management am höchsten und beim Modell separate OP-Leitungen am niedrigsten sein. Unterstützt wird diese Behauptung durch den Fakt, dass in den Modellen Gesamtleitung und OP-Management eine feste Delegation von Fachaufgaben an die Bereichsleitungen erfolgen sollte (siehe Kapitel 3.2 Gesamtleitung Anästhesie- und OP-Pflege). Vorstellbar ist außerdem, dass bei dem Modell OP-Management die Delegation an die Bereichsleitungen aufgrund des umfänglicheren Aufgabenkatalogs in höherem Maße ausgeprägt sein wird.

Ein hohes Maß an Delegation entlastet die Instanzen. Außerdem wird das Koordinationsinstrument persönliche Weisung nicht so stark zum Einsatz kommen müssen und die Koordination durch Selbstabstimmung wird zunehmen.[97] Dieser Umstand ist positiv zu bewerten (siehe Kapitel 4.2 Koordination) und trifft am wenigsten beim Modell separate Leitungen, am ausgeprägtesten beim Modell OP-Management zu. Das Modell Gesamtleitung nimmt die mittlere Position ein.

4.5 Formalisierung

Die Formalisierungsmaße Strukturformalisierung, Aktenmäßigkeit und Leistungsdokumentation bedarf der Einsicht in realexistierende Unternehmungen. Das ist im Rahmen dieser Arbeit nicht möglich. Es ist aber anzunehmen, dass die Leitungsstrukturmodelle separate Leitungen und Gesamtleitung annähernd über den gleichen Formalisierungsgrad verfügen, da die Wertungen in den Kategorien Koordination durch Pläne und Programme identisch ausfallen und ein Zusammenhang zwischen diesen Koordinationsinstrumenten und dem Grad der Formalisierung besteht.[98] Schlussfolgernd kann man feststellen, dass der Formalisierungsgrad im

---

[95] ebenda, a.a.O., S. 179, f.
[96] ebenda, a.a.O.
[97] ebenda, a.a.O., S. 188
[98] ebenda, a.a.O., S. 187

Modell OP-Management am höchsten, in den Modellen separate Leitungen und Gesamtleitung eher mittel ausgeprägt ist. In der Praxis sind folgende Instrumente bekannt: Leitbild des Krankenhauses, Dienstanweisungen, Betriebsvereinbarungen, OP-Statut, Stellenbeschreibungen, Standardabläufe und Hygienepläne zur Strukturformalisierung. Als Beispiele für die Formalisierung des Informationsflusses (Aktenmäßigkeit) sollen die OP-Dokumentation, Formulare des Bestellwesens sowie Besprechungsprotokolle genannt werden. Eine Leistungsdokumentation findet z.B. über ein elektronisches Arbeitszeiterfassungssystem statt.

Zusammenfassend lässt sich festhalten, dass ein hoher Formalisierungsgrad als positiv zu bewerten ist, da aufgrund der positiven Korrelation mit der Koordination durch Pläne und Programme eine niedrigerer Aufwand an Koordination durch persönliche Weisung erfolgen muss (siehe Kapitel 4.2 Koordination). Die Modelle separate Leitungen und Gesamtleitung sind in dieser Dimension beide mit „mittel" eingestuft, das Modell OP-Management weist einen hohen Grad der Formalisierung auf.

5 Fazit und Ausblick

Diese Arbeit hatte zum Ziel, drei Leitungsstrukturmodelle für Pflegepersonal im OP zu beschreiben und zu vergleichen. In den Kapiteln 3 und 4 wurden anhand der Dimensionen der formalen Organisationsstruktur, deren Maßen und der Organigramme eine Beschreibung und Gegenüberstellung der Modelle vorgenommen. Die Ergebnisse werden im Folgenden zusammengefasst.

Für das Leitungsstrukturmodell separate Leitungen Anästhesie- und OP-Pflege konnte der insgesamt höchste Grad der Spezialisierung festgestellt werden. Außerdem bindet dieses Modell die Gesamtstruktur betrachtend das meiste Personal und weist die höchste funktionale Strukturausprägung auf. Der Koordinationsbedarf für dieses Modell kann mit „hoch" beurteilt werden. Hierbei ist besonders das Koordinationsinstrument persönliche Weisung von Bedeutung, was mit hohen Kosten und Personalaufwand einhergeht. Technokratische Koordinationsinstrumente, so die Annahme, werden weniger als in den anderen Modellen angewendet. Dies unterstreicht die hohe Ausprägung der Koordination durch persönliche Weisung. Weiterhin zeichnet sich dieses Modell durch eine steile Konfiguration aus, benötigt die höchste Anzahl an Instanzen und hat die geringsten Leitungsspannen. Die Folgen daraus sind hinreichend in Kapitel 4.3 (Konfiguration) beschrieben. Für die Dimensionen Delegation und Formalisierung ließen sich im Vergleich zu den anderen Modellen negativ zu wertende Ergebnisse feststellen. Hinsichtlich der Prozessorientierung muss festgehalten werden, dass sich dieses Modell, bedingt durch die meisten Abteilungs- und Hierarchiebarrieren, am wenigsten prozessorientiert zeigt.

Das Leitungsstrukturmodell Gesamtleitung Anästhesie- und OP-Pflege vereint OP- und Anästhesieabteilung zu einer Gesamtabteilung. Das bringt durch die Erfüllung gemeinsamer Aufgaben einen niedrigeren Grad der Spezialisierung mit sich und bedarf eines geringeren Aufwandes an Koordination als im Modell separate Leitungen. Die Konfiguration unterscheidet sich zum Modell separate Leitungen nicht wesentlich, allerdings ist eine Instanz weniger zu verzeichnen. Die Dimension Delegation ist etwas höher einzuschätzen, ein identischer Wert wurde für die Dimension Formalisierung ermittelt. Das Modell Gesamtleitung kann als höher prozessorientiert als das Modell separate Leitungen bezeichnet werden, da durch den Wegfall einer Abteilungsgrenze Schnittstellen und Interdependenzen reduziert werden sowie durch die Durchführung gemeinsamer Tätigkeiten der Patientenversorgungsprozess im OP positiv beeinflusst wird.

Den niedrigste Grad der Spezialisierung und den geringsten Koordinationsaufwand bringt das Modell OP-Manager in Personalunion mit Gesamtleitung Anästhesie- und OP-Pflege mit sich. Im Bereich Konfiguration konnte eine flache Organisationsstruktur und die wenigsten Instanzen festgestellt werden. Die Dimensionen Delegation und Formalisierung konnten am günstigsten von allen Modellen eingeschätzt werden. Die Prozessorientierung ist in diesem Modell am höchsten ausgeprägt. Die Steuerung des Patientenversorgungsprozesses liegt in der Hand des OP-Managers in seiner Funktion als Prozesseigner oder Prozessmanager. Ressourcen und Kapazitäten des OP, die sehr kostenintensiv sind, werden am effektivsten von allen Modellen ausgenutzt. Die unmittelbare Unterstellung unterhalb des Vorstands hat einen erweiterten Handlungsspielraum im Sinne einer autarken Funktionseinheit zur Folge, was die Orientierung auf den Patientenversorgungsprozess positiv beeinflusst. Eine gleichzeitige Funktion als Gesamtleitung hat den Vorteil, dass für einen Großteil des im OP beschäftigten Personals nicht nur organisatorische sondern auch fachliche und disziplinarische Weisungsbefugnis besteht und somit eine gute Steuerung und Kontrolle dieser Mitarbeiter vorstellbar ist.

Die Ausgestaltung und personelle Besetzung dieses Modells wird in der Literatur unterschiedlich diskutiert, wobei ein Zusammenhang zur Größe der OP-Abteilung hergestellt wird.[99] Die Verknüpfung mit der Gesamtleitungsfunktion ist dort jedoch, unabhängig von der Größe der OP´s, kein Thema, wobei die Vorteile eines solchen Modells auf der Hand liegen. In der Praxis wurde festgestellt, dass eine Besetzung dieser Position mit einem entsprechend weitergebildeten Mitarbeiter aus der Berufsgruppe der Pflegenden die Akzeptanz unter den Mitarbeitern der Pflege erheblich erhöht. Im Umkehrschluss könnte es zu Akzeptanzproblemen des OP-Managers im ärztlichen Bereich kommen. Dies kann durch klare Regelungen und Kompetenzzuweisungen sowie bestimmten persönliche Fähigkeiten des OP-Managers, wie hohe Sozialkompetenz und Kommunikationsfähigkeit, starkes Engagement und Nähe zu den Mitarbeitern vermieden werden.[100] Außerdem sind

---

[99] Busse, OP-Management Grundlagen, a.a.O., S. 7; Welk & Bauer, a.a.O., S 180, ff.;
[100] Busse, OP-Management Grundlagen, a.a.O., S. 225, ff.

eine entsprechende Qualifizierung des OP-Managers, welche am ehesten durch ein Hochschulstudium mit den Schwerpunkten Management und Betriebswirtschaft erreicht wird sowie einige Jahre Berufs- und Leitungserfahrung Voraussetzungen, die dieses Modell erfolgreich in der Praxis funktionieren lassen.[101]

Kritisch im Bezug auf die vorliegende Arbeit ist die Tatsache zu sehen, dass die Daten nicht in real existierenden Unternehmungen erhoben wurden, sondern lediglich eine subjektive, theoretische Betrachtung von idealtypischen Leitungsstrukturmodellen erfolgte. Weiterhin muss eine Limitierung der Aussagekraft dieser Arbeit dahingehend festgestellt werden, dass die Werte anhand von Literaturangaben, Praxiserfahrung und auf Grundlage der Auswertung einer geringen Stichprobe an Interviews im Rahmen der Voruntersuchung erfolgte.

Bei der Beschreibung der Leitungsstrukturmodelle wurde der Übersicht halber auf die Unterteilung des Faches „Chirurgie" in verschiedene Fachbereiche, wie z.B. Traumatologie, Allgemeinchirurgie, Neurochirurgie verzichtet. Ebenso wurden unterstützende Stellen (z.B. Hygieneabteilung, Qualitätsmanagement, DRG-Controlling) nicht berücksichtigt. Daher können die Leitungsstrukturmodelle nur als grober Ausschnitt eines komplexen Gebildes, das der OP als Teil der Organisation Krankenhaus darstellt, bezeichnet werden.

Die Hypothese, das OP-Management sei die derzeit sinnvollste Organisationsform für den OP, konnte trotzdem bestätigt werden. Dieser Aussage schließe ich mich in vollem Umfang an. Dieses Modell vereint die Funktionen, die zur Prozesssteuerung notwendig sind, mit der Möglichkeit, einen Großteil der Prozessmitarbeiter, die an der Erstellung der Dienstleistung maßgeblich beteiligt sind, zu leiten und zu führen. Die Steuerung der internen und externen Prozesse den OP betreffend, liegt in einer Hand, was eine abteilungsbedingte Begrenzung der Gesamtsicht des Prozesses verhindert. Sicher kann die Nähe zum Pflegepersonal als beeinflussendes Kriterium negativ angeführt werden. Ich denke jedoch, dass die positiven Effekte, welche die Untersuchung aufgezeigt hat, überwiegen. Außerdem kann ich mir vorstellen, dass diese Konstellation für Mitarbeiter der Pflege im OP und der Anästhesie eine motivierende Wirkung hat.

---

[101] Oetke, R. (Juli 2013). Autarker Koordinator. *Im OP* (4), S. 188-189., S. 189

Um die Ergebnisse dieser Arbeit zu manifestieren wäre es sinnvoll, in real existierenden Unternehmen die Untersuchung der Leitungsstrukturmodelle im Rahmen
einer empirischer Organisationsforschung durchzuführen, um so valide und reliab-
le Ergebnisse zu erhalten. Im Rahmen einer solche Untersuchung sollte außerdem die Sicht der Mitarbeiter mit starkem Interesse betrachtet werden. Man kann
eine Organisation formal noch so gut strukturieren, die Mitarbeiter sind diejenigen,
die dafür sorgen, dass eine Organisation funktioniert. Deshalb sind Aspekte wie
die Organisationskultur, das Betriebsklima und informale Strukturen nicht weniger
wichtig, wie ein sinnvolles Leitungsstrukturmodell.[102] Des Weiteren könnte durch
eine empirische Organisationsforschung die hier getroffenen Aussage überprüft
werden, das Leitungsstrukturmodell OP-Management mit Gesamtleitungsfunktion
sei am sinnvollsten für die Organisation eines OP. Ebenso könnten Schwierigkei-
ten, die eine praktische Umsetzung dieses Leitungsstrukturmodells mit sich bringt,
identifiziert und bewertet sowie eventuelles Verbesserungspotential aufgedeckt
werden.

---

[102] Vahs, a.a.O., S. 109, f., 122, ff.

Anhang

Tabelle 5 Ermittlung Verhältnis OP-, Anästhesiepflege im OP anhand von Praxisbeispielen

Krankenhaus	VK OP-Pflege	VK Anästhesiepflege	Verhältnis
BUKH	40	30	1,3:1
Israelitisches KH	6	5,5	1,1:1
Amalie Sieveking	18	15,5	1,2:1
UKE	130	95	1,4:1
Agaplesion	28,2	21,2	1,3:1
Gesamt	219,2	167,2	1,3:1

Tabelle 6 eigene Darstellung Leitungs- und Führungsaufgaben separate OP-, Anästhesieleitung (nach Debrand-Passard & Luce-Wunderle)[103]

Leitungsaufgaben	Führungsaufgaben
<ul><li>Sicherstellung der Qualität der pflegerischen Arbeit im OP (leiten, planen, organisieren und kontrollieren)</li><li>die Entwicklung von Qualitätssicherungsmaßnahmen</li><li>Mitwirkung bei der Erstellung des OP-Programms</li><li>Erarbeitung des Dienstplanes</li><li>Beratung und Planung bei Sachmittelanschaffung</li><li>Überwachung der Einhaltung der Hygiene- und Unfallvorschriften</li><li>Unterstützung bei der Ermittlung von Daten für die Betriebsleitung</li><li>Planung baulicher Maßnahmen</li><li>Mitverantwortung für das Budget</li><li>Mitsprache bei der Entwicklung von Dienstformen</li></ul>	<ul><li>Planung und Durchführung von Mitarbeiter- und Dienstbesprechungen</li><li>Mitwirken bei Einstellung und Entlassung von Mitarbeitern</li><li>Beratung, Förderung und Beurteilung von Mitarbeitern</li><li>Personalentwicklung mit Planung der Fort- und Weiterbildung</li><li>Interessenvertretung der Mitarbeiter beim Pflegedienst</li><li>Interessenvertretung der Pflegedienstleitung/des Arbeitgebers bei den Mitarbeitern</li></ul>

---

[103] Debrand-Passard, A., & Luce-Wunderle, G. (2003). *Klinikleitfaden OP-Pflege.* München, Jena: Urban & Fischer Verlag, S. 12, f.

Kerntätigkeiten der Funktionsdienste	
OP-Pflege	**Anästhesiepflege**
• Vorbereiten der Materialien (Sterilgüter, Siebe) • Richten der sterilen Instrumentiertische • Vorbereiten und Lagern des Patienten (Einschleusen) • Sterile Saalassistenz (Instrumentieren am OP-Tisch mit aktiver Assistenz) • Einsatz und Bedienung von technischen Geräten • Versorgung von Präparaten • Gesamtverantwortung für Sterilität und Vollständigkeit der Instrumente und Verbandstoffe • Fachgerechte Entsorgung der Instrumente • Dokumentation • Fachliche Einarbeitung neuer Mitarbeiter	• Betreuung des Patienten im präoperativen Bereich • Vorbereitung der Narkose (Medikamente, Materialien, Patient) • Assistenz bei Einleitung, Aufrechterhaltung und Ausleitung der Narkose • Gerätemanagement (Check, Bedienung, Nachbereitung) • Schmerzmanagement, Umgang mit Betäubungsmitteln • Wärmemanagement des Patienten • Fachgerechte Entsorgung und Aufbereitung von Narkosematerialien • Dokumentation • Fachliche Einarbeitung neuer Mitarbeiter

---

[104] Reusch, a.a.O., S. 5; Debrand-Passard & Luce-Wunderle, a.a.O., S. 6, ff.; Knipfer & Kochs, a.a.O., S. 2, ff.

Tabelle 8 eigene Darstellung Gemeinsames Tätigkeitsfeld (nach Reusch)[105]

Gemeinsames Tätigkeitsfeld Anästhesie- und OP-Pflege

- Patienten bestellen, einschleusen, umlagern
- Überprüfung Patientenidentität und der Vollständigkeit der Patientendokumente
- Beaufsichtigung des Patienten in der Vorbereitung/Einleitung bis zum Beginn der Narkose
- Legen eines Dauerkatheters
- Vorbereitung von Medikamenten und Infusionen
- Hilfe bei der Lagerung für spezielle Anästhesieverfahren
- Abrufen der Operateure
- Dokumentation von Zeiten im Prozessverlauf
- Transport der Patienten in den OP-Saal und Bedienung der Lafette
- Öffnen von Sieben und Anreichen von Sterilgütern
- Hilfe beim sterilen Ankleiden
- Anschließen von Geräten (Sauger, HF-Gerät)
- Durchfeuchtungsschutz am Patienten herstellen und Neutralelektrode anlegen
- Intraoperative Lagerungsänderung durchführen (OP-Tisch bedienen)
- Handreichungen während der OP (Nachreichen von z.B. Nahtmaterial und sterilen Verbandstoffen)
- Vorbereiten von OP-Tischen (Grundtische, Spezialtische)
- Versorgung mit Medikamenten und Blutkonserven intraoperativ
- Ausschleusen und umlagern des Patienten
- Gegenseitige Hilfe im OP während des Bereitschaftsdienstes

---

[105] Reusch, a.a.O., S. 6

Tabelle 9 eigene Darstellung Aufgaben und Aufgabenbeschreibung OP-Manager (nach Busse)[106]

Aufgabe	Aufgabenbeschreibung
OP-Planung	• Aufnahme und Reservierung mittelfristiger OP-Reservierung • OP-Planbesprechung und Optimierung • Überprüfung OP-Planwünsche • Übermittlung des endgültigen OP-Planes an Abteilungen/Stationen • Bearbeitung von Nachmeldungs-OP´s
Koordination OP-Tag	• Patienteneinbestellung und -rücktransport koordinieren • Mitarbeiterbestellung, Informationsweitergaben zur OP steuern • Koordination der Bereitstellung Siebe, Materialien, Geräte für OP´s • Integration von Notfall-OP´s • Ansprechpartner für organisatorische Fragestellungen für interne und externe OP-Mitarbeiter
OP-Dokumentation	• Überprüfung der OP-Bücher auf Aktualität und Vollständigkeit • Überprüfung der Pflege-Dokumentation auf Aktualität und Vollständigkeit • Auswertung und Plausibilisierung von OP-Leistungs-, OP-Auslastungs-, Personalbindungs- und Materialge- und -verbrauchsstatistiken • Aufstellung eines OP-Jahresberichtes (Entwicklung, Aussichten)
Kostenmanagement	• Mitarbeit bei der Budgeterstellung • Überwachung Personalkostenbudget (Funktionspflege) und Sachkostenbudget (Gesamt-OP) • Durchführung interner Wirtschaftlichkeitsberechnungen und SWOT Analysen • Mitarbeit bei der Nachkalkulation

---

[106] Busse, a.a.O., S. 139, f.

Literaturverzeichnis

Blum, E. (2000). *Grundzüge anwendungsorientierter Organisationslehre.*
München: Oldenburger Wissenschaftsverlag GmbH.

Busse, T. (2010). *OP-Management Grundlagen.* Heidelberg: medhochzwei Verlag
GmbH.

Busse, T. (2010). *opmanagementfibel_2auflage_final.* Abgerufen am 20.06.2013
von https://www.fh-
frankfurt.de/fileadmin/de/Forschung/Institute/ZGWR/opmanagementfibel_2auflage
_final.pdf

Dahlgaard, K., & Stratmeyer, P. (2005). *Kooperatives Prozessmanagement im
Krankenhaus; Struktur- und Leitungsorganisation* (Bd. 3). Neuwied: Luchterhand,
Wolters Kluwer Deutschland GmbH.

Debrand-Passard, A., & Luce-Wunderle, G. (2003). *Klinikleitfaden OP-Pflege.*
München, Jena: Urban & Fischer Verlag.

Diemer, M. (2009). Ökonomisches Denken und medizinische Verantwortung.
Voraussetzung für ein effizientes OP-Management. In J. Ansorg et al., & W. von
Eiff (Hrsg.), *OP-Management* (S. 5-8). Berlin: MWV Medizinisch Wissenschaftliche
Verlagsgesellschaft mbH &Co. KG.

Dienst, S. (2013). "Was macht der eigentlich?". *Im OP* (3), S. 127-130.

Gabler Verlag (Herausgeber). (kein Datum). *Gabler Wirtschaftslexikon, Stichwort:
Modell.* Abgerufen am 15. 05 2013 von
http://wirtschaftslexikon.gabler.de/Archiv/495/modell-v10.html

Hoefert, H.-W. (2007). *Führung und Management im Krankenhaus.* (H.-W.
Hoefert, Hrsg.) Göttingen: Hogrefe Verlag GmbH & Co. KG.

Holtbrügge, D. (2010). *Personalmanagement.* Berlin, Heidelberg: Springer-Verlag.

Kieser, A., & Walgenbach, P. (2010). *Organisation.* Stuttgart: Schäffer-Pöschel
Verlag.

Knipfer, E., & Kochs, E. (2006). *Klinikleitfaden Anästhesiepflege.* (G. Durchdenwald, Hrsg.) München, Jena: Urban & Fischer Verlag.

Liehn, M., Grüning, S., & Köhnsen, N. (2006). *OP und Anästhesie Praxishandbuch
für Funktionsdienste.* Heidelberg: Springer Medizin Verlag.

Oetke, R. (Juli 2013). Autarker Koordinator. *Im OP* (4), S. 188-189.

Röhrs, H. (1995). *Die vergleichende und internationale Erziehungswissenschaften,
Gesammelte Schriften* (Bd. 3). Weinheim: Deutscher Studienverlag.

Reusch, D. (2012). Pflegerische Kooperation im OP, Zusammenarbeit zwischen den Funktionsdiensten im modernen OP, Workshop 2012 (unveröffentlicht). Weinheim: IMBG-Institut für Managementberatung im Gesundheitswesen.

Schulte-Zurhausen, M. (2010). *Organisation.* München: Verlag Franz Vahlen GmbH.

Seelos, H.-J. (2010). *Management von Medizinbetrieben.* Wiesbaden: Gabler Verlag.

Staehle, W. (1999). *Management Eine verhaltenswissenschaftliche Perspektive.* München: Verlag Franz Vahlen GmbH.

Tsekos, E. (2009). Implementierung von OP-Management in die Krankenhausorganisation. In J. Ansorg et al., & W. von Eiff (Hrsg.), *OP-Management* (S. 743-758). Berlin: Medizinisch Wissenschaftliche Verlagsgesellschaft mbH & Co. KG.

Vahs, D. (2009). *Organisation Ein Lehr- und Managementbuch.* Stuttgart: Schäffer-Pöschel Verlag.

Volk et al., T. (2009). Anforderungskataloge bzw. Pflichrenhefte, Standards, Richtlinien und Verfahrensweisen für den gesamten OP - SOPs. In J. Ansorg et al., & W. von Eiff (Hrsg.), *OP-Management* (S. 445-455). Berlin: MWV Medizinisch Wissenschaftliche Verlagsgesellschaft mbH & Co. KG.

Weber, W., Mayrhofer, W., Nienhüser, W., & Kabst, R. (2005). *Lexikon Personalwirtschaft.* Stuttgart: Schäffer-Pöschel Verlag.

Welk, I., & Bauer, M. (2011). *OP-Management-von der Theorie zur Praxis.* Berlin, Heidelberg: Springer-Verlag.